pAL praktisch anwendbare Lebenshilfen

MAJA GÜNTHER
DR. ANDREA STERR

Durch die Krise begleiten

Rat und Hilfe für Angehörige von Menschen in seelischen Ausnahmesituationen

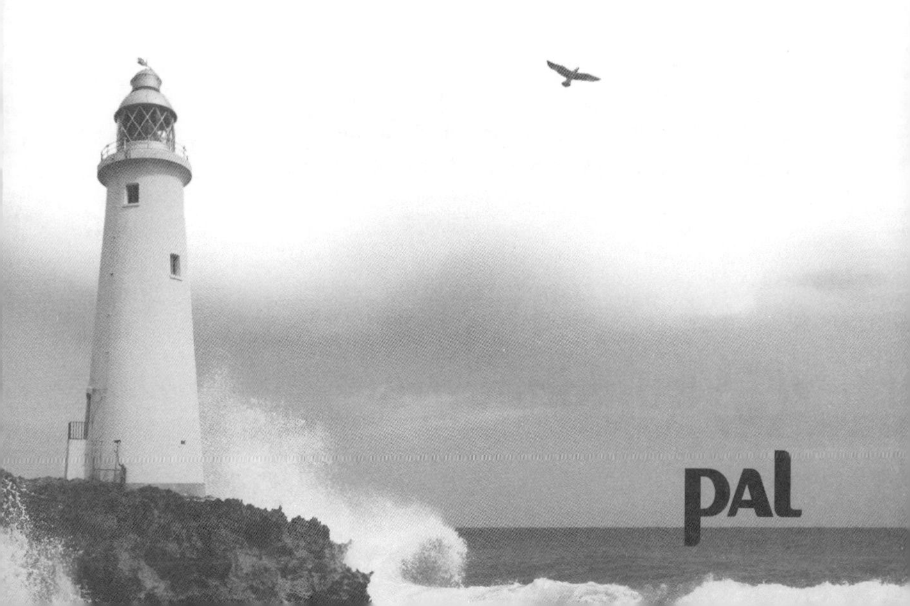

PAL Verlagsgesellschaft mbH
Seit über 35 Jahren der Verlag für praktisch anwendbare Lebenshilfen aus der Hand erfahrener Psychotherapeut*innen und Coaches.

Bibliografische Information der Deutschen Nationalbibliothek. Die Deutsche Nationalbibliothek verzeichnet diese Publikation in der Deutschen Nationalbibliografie, abrufbar im Internet über http://dnb.d-nb.de

www.palverlag.de
ISBN 978-3-923614-72-1
1. Auflage 2021

Redaktion und Lektorat: Lisa Bitzer, Carlo Günther, Susanne Lieb
Korrektur: Alex Eß
Covergestaltung: Karin Etzold
Coverabbildung: © getty-images.com
Satz: Grafik + Druck digital K.P. GmbH, München
Druck: Grafik + Druck digital K.P. GmbH, München

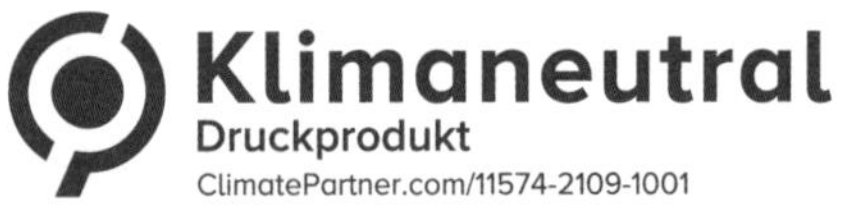

Für alle Verwandten und Freunde, Kolleginnen und Kollegen sowie für alle Menschen, die in ihrem Leben die Herausforderung angenommen haben, ihnen nahestehende Menschen durch ihre schweren Zeiten, durch dunkle Täler und auf steinigen Pfaden zu begleiten.

Egal, wohin ihre Reise sie geführt hat, wie lange sie an ihrer Seite geblieben sind und ob das Ende ein glückliches war, sie haben als Weggefährten das Beste gegeben, was wir Menschen geben können: ihre Kraft, ihren Mut und ihre Liebe.

Inhaltsverzeichnis

Auf die Balance kommt es an.
Du kannst einem anderen
nur helfen, wenn du dich auch
gut um dich kümmerst.

Dr. Doris Wolf

Ein persönliches Vorwort

Mit diesem Buch möchten wir allen, die einen anderen Menschen durch seine Krisen begleiten, Mut machen, ihnen zur Seite stehen und praktische Hilfe zur Selbsthilfe geben. Diese Begleiterinnen und Begleiter sind von wesentlicher Bedeutung für die Betroffenen, tragen durch schwere Zeiten – und finden dennoch oft wenig Beachtung, von anderen und sich selbst.

Das Thema Krisenbegleitung beschäftigt uns beruflich wie auch persönlich seit vielen Jahren. Wir treffen in Beratung und Therapie auf Menschen, die an Krisen anderer teilhaben, miteinbezogen sind und spüren, wie wichtig ihre eigene psychische und körperliche Stabilität ist, um überhaupt begleiten zu können. Oft fehlen ihnen sowohl das Bewusstsein für die eigene Befindlichkeit als auch das Wissen, wie Ressourcen aufgebaut und die eigene psychische Stabilität erlangt und erhalten werden können.

Persönlich haben wir Menschen, die uns sehr nahe sind, durch Krisen begleitet, mitunter bis zu ihrem Tod. Wir erlebten, wie sich auch für uns alles veränderte, kennen das Gefühl ausgepowert, überlastet zu sein und an Grenzen zu stehen. Um alles am Laufen zu halten, haben wir funktioniert, waren Sprachrohr und befanden uns in einer Art Vermittlerrolle. Menschen in unserem Umfeld begegneten den Betroffenen und uns entweder überfürsorglich oder bemitleidend – beides half nicht. Gleichzeitig entstand das Gefühl, selbst unsichtbar zu werden, da es über uns scheinbar nichts mehr zu berichten gab. Wir bekamen Ratschläge, nach denen wir nicht gefragt hatten; offenbar traute sich niemand mehr, über unbeschwerte Themen zu sprechen oder eine leichte, entspannte Zeit mit uns zu verbringen. Auch wurden wir mit Bewertungen anderer konfrontiert, was unser Gefühl verstärkte, dass wenig echtes Verständnis für unsere Situation vorhanden war und wenig Bereitschaft, sich wirklich darauf einzulassen.

Hinzu kam, dass wir auch bestimmte Entscheidungen der begleiteten Betroffenen nicht mehr verstanden, denn so nah wir ihnen vor der Krise waren, so sehr wir sie verstanden, sie hatten sich durch die Krise verändert und von uns entfernt. In besonders schwierigen Phasen fanden wir kaum eine funktionierende Beziehungsebene, aber auch keine Zeit, uns Gedanken darüber zu machen, wie es weitergehen wird, geschweige denn, uns mit den Themen Abschied oder Tod auseinanderzusetzen. Und das alles passierte, während wir selbst mitten im Leben standen.

Heute ist klar: Wir möchten diese Erfahrungen und diese schwierigen Zeiten nicht missen. Trotz aller belastenden Erlebnisse waren sie unglaublich lehrreich und voll von Emotionen – negativen wie positiven. Wir haben gelernt, uns jederzeit gut um uns zu kümmern, und verstanden, dass jeder Mensch, der einen anderen durch eine Krise begleitet, sein eigener Experte und für sich selbst verantwortlich ist. Und dennoch: Wir hätten uns auch rückblickend mehr echte und konkrete Unterstützung gewünscht, um sicherer auf dem schmalen Grat zwischen Fürsorge und Überforderung zu balancieren. Deshalb ist es uns nicht nur ein fachliches, sondern auch ein Herzensanliegen gewesen, dieses Buch zu schreiben.

Wir danken allen Menschen, die uns vertrauensvoll und offen in ihre Krisen miteinbezogen haben. Gemeinsam durften wir eine so wichtige wie berührende Erfahrung teilen:

> *Krisen sind nicht deine Feinde.*
> *Krisen bedeuten Veränderung und Bewegung.*
> *Veränderung und Bewegung sind*
> *Grundprinzipien des Lebens.*
> *Es gibt kein Verharren, kein Festhalten,*
> *keinen Stillstand.*

Wir wollen Kraft und Halt geben in Situationen, die Veränderung bedeuten, die schmerzhaft sind, die zu überfordern scheinen. Wir wollen Sie unterstützen – im Vertrauen und in der Zuversicht, dass auch Positives, manchmal sogar Sinnhaftigkeit entsteht, wenn wir uns Krisen stellen, sie annehmen und für Veränderung offen sind.

Zu Beginn

Krisen haben eine Sogwirkung – ganz gleich, ob sie uns persönlich betreffen oder wir andere durch eine Krise begleiten, etwa weil die Betroffenen Freunde, nahe Verwandte oder die eigenen Partner sind. Denn Krisen sind prägende, ja entscheidende Abschnitte auf unserem Lebensweg, die alles Bisherige verändern und denen wir uns nicht entziehen können.

Es gibt viele Bücher darüber, wie man eine Krise bewältigt. Allerdings haben sich bislang nur wenige mit der Begleitung eines von einer Krise betroffenen Menschen beschäftigt. Dieser Ratgeber richtet sich an all diejenigen, die einem anderen in einer schweren Zeit zur Seite stehen.

In unserer Gesellschaft gibt es eine Vorstellung, wie Begleitende einer Krise sein sollen: niedergeschlagen, betroffen, mitleidend. Wir wissen jedoch, wie frustrierend und entmutigend es ist, durch die Krise nicht nur einen neuen, fremdbestimmten Fokus im Leben zu bekommen, sondern von einem Moment auf den anderen für die Außenwelt unsichtbar zu werden. Dazu fällt uns ein Beispiel aus dem Freundeskreis ein: Als Nicole vor Jahren ihren todkranken Ex-Mann Thomas pflegte, wurde sie von ihrem Umfeld immer wieder gefragt: „Und, wie geht es Thomas?“ Niemand aber wollte wissen, wie es ihr dabei ging. Zudem wurde Nicole unfreiwillig zu einer Art Sprachrohr für Thomas, denn offenbar traute sich kaum jemand, ihn als direkt Betroffenen nach seinem Befinden zu fragen.

Es gäbe sicher noch viele andere Beispiele, die verdeutlichen, wie hart und entbehrungsreich, vor allem aber wie wenig anerkannt die Begleitung durch eine Krise sein kann. Aus diesem Grund soll es in diesem Buch um diejenigen gehen, die sich aufopferungsvoll um einen anderen kümmern. Auch diese Menschen brauchen Unterstützung, Verständnis, Nachsicht und Zuneigung, Momente der Entlastung, der Normalität und des Glücks, gerade dann, wenn die Not am größten ist. Denn die permanente Anspannung wird irgendwann auch für die Begleitenden zum Problem. Wie bei einer Kugelschreiberfeder, die ständig zusammengedrückt wird, oder einem Muskel, der ständig kontrahiert: Irgendwann kann die Spannung nicht mehr aufrechterhalten werden.

Betroffene sind gezwungen, ihre Situation anzunehmen und sich mit ihr auseinanderzusetzen. Für Angehörige oder in der Krise Begleitende ist das oft viel schwerer. Sie sind selbst nicht betroffen und leiden doch unter der Krise. Auch sie durchlaufen unterschiedliche emotionale Prozesse, und selbstverständlich haben auch sie Bedürfnisse, die ihren Platz und Erfüllung fordern.

Aber es ist wie ein unausgesprochenes Gesetz: Wer zwar selbst nicht betroffen ist, aber eine Krise als Partnerin oder Partner, Freund oder Angehöriger begleitet, darf selbst keine Freude mehr empfinden. Das sorgt für schlechte Gefühle bei den Begleitenden, weil sie sich schämen, wenn sie mal einen guten Tag haben, trotz der belastenden Umstände. Dabei kann es viel unterstützender sein, wenn der oder die Begleitende positive Gefühle wie Freude lebt und erlebt.

Menschen sind unterschiedlich. Aus diesem Grund reagiert auch jeder anders auf die Krise einer nahestehenden Person. Die einen verfallen in Aktionismus, um das ungute Gefühl der

Hilflosigkeit zu verdrängen. Die anderen tragen einen Zweckoptimismus zur Schau, der die eigene Trauer überdeckt. Und wieder andere sind gelähmt von Betroffenheit oder distanzieren sich aus Sorge, dass ihre Hilfsangebote unangemessen oder nicht ausreichend sein könnten.

Dieses Buch möchte Menschen, die die Krise eines anderen miterleben oder sogar begleiten, erlauben, sich selbst und ihre Bedürfnisse zu spüren und sich eine Pause zu gönnen. Der Blick soll auf das gelenkt werden, was im Unglück gut ist. Das tut nicht nur den Betroffenen, sondern auch den Begleitenden gut. Ihre seelische Gesundheit ist von enormer Wichtigkeit, auch für den Verlauf der Krise. Wenn immer nur alles schlecht, kräftezehrend und elend ist, wird man handlungsunfähig. Man sitzt sprichwörtlich im selben Boot wie die Betroffenen, was in seltenen Fällen sogar in eine Co-Abhängigkeit oder ein Helfersyndrom münden kann. Dabei kann die Krise auch eine einmalige Möglichkeit sein: Etwas wird sich ändern. Möglicherweise sogar zum Guten. Wir sind der festen Überzeugung, dass jede Krise das Potenzial hat, gestärkt aus ihr hervorzugehen und seinen Frieden mit ihr zu machen.

Wir sind Dr. Andrea Sterr und Maja Günther. Andrea Sterr ist Fachärztin für Psychiatrie und Psychotherapie. Nach dem Medizinstudium und der Promotion im Fach Anästhesie hat sie sich für die Psychiatrie entschieden, weil ihr die Menschen, ihre Belange und der persönliche Kontakt zu ihnen sehr am Herzen liegen.

So hat Andrea Sterr hat mehrere Jahre die Krisen- und Aufnahmestation und die Station für Suchterkrankungen der psychiatrischen Klinik der LMU München, Nußbaumstraße ärztlich betreut und auch in ihrer Tätigkeit als Dienstärztin und Konsiliarpsychiaterin immer wieder Krisen aufgefangen und begleitet. Auch in ihrer ambulanten niedergelassenen Tätigkeit unterstützt sie Menschen, die mit ihrer Lebenssituation nicht mehr zurechtkommen, gesprächstherapeutisch sowie medikamentös. Andrea Sterr wird im Buch unter anderem wichtige Begriffe beziehungsweise Krankheitsbilder in den Infokästen erklären.

Die Diplom-Soziologin Maja Günther arbeitet seit 15 Jahren als systemische Coachin und externe Mitarbeiterberaterin für Unternehmen und Institutionen. Unter anderem begleitet sie Arbeitnehmerinnen und Arbeitnehmer, denen gekündigt wurde, auf ihrer Jobsuche. Dabei geht es sowohl um seelische Unterstützung als auch darum, den Betroffenen zu zeigen, wie sie ihre eigenen Kompetenzen (wieder) entdecken und fördern sowie ihr Selbstbewusstsein stärken können.

Darüber hinaus bietet Maja Günther Einzel- und Paarberatungen an, hält Seminare und Webinare und ist Autorin und Hörbuchregisseurin für Ratgeber im Bereich Lebenshilfe. In ihrem Life-Coaching-Podcast „Wecke deine Lebensfreude" spricht sie über Themen wie Selbstwert oder Auszeiten im Alltag. Weil viele Podcastfolgen die Inhalte in diesem Ratgeberbuch ergänzen, wird an den entsprechenden Stellen darauf hingewiesen. Zum Podcast können Sie über einen QR-Code auf Seite 138 gelangen.

Sowohl in unserer therapeutischen Praxis als auch im privaten Umfeld haben wir oft und mitunter am eigenen Leib erlebt, dass in einer Krise meist alle auf die Betroffenen schauen. Sie stehen im Zentrum ihres „Unglücks", während die Begleitenden in den Schatten verschwinden. Aus dieser Dunkelheit wieder herauszutreten und eigenes Lebensglück zu empfinden, kann mitunter ein sehr schwerer Weg sein.

Darum haben wir dieses Buch mit vielen praktischen Übungen, wissenschaftlichen Erkenntnissen und Erfahrungswerten aus unserer Arbeit mit Menschen geschrieben. Es soll allen Begleitenden in der Krise ein Anker sein. Und es soll allen Betroffenen aufzeigen, wie groß die Aufgabe ist, der sich diese Ihnen nahestehende Person angenommen hat.

Ein Hinweis:

Wir haben uns entschlossen, in diesem Ratgeber in weiten Teilen das generische Maskulinum, also die männliche Form zu verwenden. Schlicht und ergreifend, weil wir in der Erarbeitung und beim Lesen des Textes zur Überzeugung kamen, dass so der Lesefluss am wenigsten behindert wird. Selbstverständlich beziehen wir uns in unseren Formulierungen und Beispielen immer auf alle Geschlechter. Und wir hoffen, dass sich alle Leserinnen und Leser gleichermaßen angesprochen fühlen.

1 Die Krise als Wendepunkt verstehen

„Ich glaub, ich krieg die Krise!“ Hand aufs Herz: Wie oft haben Sie den Satz schon gedacht oder sogar gesagt? Im Deutschen, vor allem in der Umgangssprache, verwenden wir das Wort Krise nicht nur sehr häufig, sondern auch vollkommen selbstverständlich. Wir sprechen über Beziehungskrisen, Lebenskrisen, Finanzkrisen, Regierungskrisen und Klimakrisen, kennen Krisengipfel, Krisensitzungen und Krisenregionen, und wenn wir davon sprechen, dass es zwischen zwei Menschen kriselt, meinen wir damit nichts Positives.

Denn in unserem Verständnis bedeutet das Wort Krise so viel wie Notlage, Misere oder Schlamassel. Wer in der Krise steckt oder gerade hineinschlittert, hat ein Problem.

Das ist interessant und durchaus einen zweiten Blick wert.

Was bedeutet Krise wirklich?

Das Wort „Krisis“ stammt aus dem Griechischen und bezeichnet eine „Zuspitzung“, aber auch „Entscheidung“. Sind Krisen also per se negativ? Zumindest im ursprünglichen Wortsinn nicht, vielmehr ist der Begriff neutral zu verstehen – denn eine „entscheidende Wendung“ kann natürlich auch ins Positive gehen.

Dennoch hat sich in unserer Sprache und damit auch in unserem Verständnis die negative Konnotation der Krise durchgesetzt. Psychosozial bedeutet Krise einen Verlust des seelischen Gleichgewichts, ausgelöst durch verschiedene Ereignisse im Außen oder im Innen. Charakteristisch für die Krise ist auch, dass sie vom Betroffenen nicht ohne Weiteres aus eigener Kraft bewältigt werden kann. Bekannte Problembewältigungsstrategien, erlernte Verhaltensmuster und psychische Stabilität beziehungsweise Resilienz reichen nicht mehr aus, um rasch wieder auf die Beine zu kommen. In der Krise werden Herausforderungen zu Problemen, Lösbares zu Unlösbarem, Hürden zu unüberwindlichen Hindernissen. Einerseits, weil die Situation so neu ist, dass man noch nicht gelernt hat, mit ihr umzugehen, oder ein Ausmaß annimmt, dem man sich nicht mehr gewachsen fühlt; andererseits, weil die zur Verfügung stehenden Mittel mit einem Mal nicht mehr ausreichen oder unbrauchbar geworden sind.

Was ist eine Krise?
Eine Krise ist in der Regel kein singuläres, punktuelles Ereignis, sondern dauert über einen längeren Zeitraum. Sie beschreibt eine Situation, die vom Alltag abweicht und verhindert, dass dieser wie gewohnt gelebt werden kann. Sie beschäftigt und beeindruckt in außergewöhnlichem Maße. Eine Krise wird dann ausgelöst, wenn die eigene Belastbarkeit überschritten wird und die „normalen" seelischen Ressourcen nicht mehr ausreichen, um Veränderungen zu bewältigen. Sie manifestiert sich in einer besonderen Zeit der Anspannung. Meist ist die Krise negativ belegt, da sie eine unmittelbare Veränderung bedeutet und uns Veränderungen oftmals verunsichern, ganz gleich ob sie positive oder negative Konsequenzen nach sich ziehen.

Selbstverantwortung während der Krise

Wie intensiv eine Krise ausfällt, hängt davon ab, welche Bedeutung wir ihr und ihrem Anlass beimessen – das trifft auch auf die Auswirkungen von Krisen zu. Das bedeutet, dass man die Verantwortung für eine Krise nicht einfach an jemanden oder etwas abgeben kann. Wie stark sich eine Krise auf körperlicher, emotionaler oder sozialer Ebene auswirkt, gestalten wir aktiv mit. Vor allem bei der Bewältigung der Krise spielt unsere Fähigkeit, uns selbst zu helfen und auch die Hilfe anderer anzunehmen, eine entscheidende Rolle.

Wer einen Menschen in seiner nächsten oder näheren Umgebung in einer schwierigen Zeit unterstützen möchte, trägt damit zur Bewältigung der Krise bei. Diese stellt einen Zeitpunkt der Gefährdung dar, unabhängig davon, ob sie im Grunde auch als neutrales Ereignis zu verstehen wäre. Denn der Krise immanent ist, dass sich etwas ändern wird. Ob zum Guten oder zum Schlechten ist dabei nicht gesagt – das hängt eben auch vom Betroffenen und seiner Krisenbewältigung ab.

Krisen durch Übergänge

In der Psychologie unterscheiden wir zwei Arten von Krisen. Da sind zum einen diejenigen Krisen, die entstehen, weil sich das Leben oder der Alltag verändern. Man spricht hierbei von Lebensveränderungskrisen. Die Pubertät, aber auch unterschiedliche Momente des Umbruchs gehören dazu: der Schulabschluss, die Loslösung vom Elternhaus, der erste Job, das Leben als Paar mit Kindern, der Verlust eines Arbeitsplatzes oder der umgekehrte Fall einer Beförderung, Misserfolge, aber auch Erfolge, Umzüge, die berühmte Midlife-Crisis, der Beginn des Ruhestands oder auch der Auszug der Kinder ... In der Regel sind wir dazu fähig, die Veränderung mithilfe verschiedener Reifungsschritte zu meistern. Wir wachsen wortwörtlich an der Herausforderung, beispielsweise indem wir uns anpassen oder etwas an uns oder unserer Situation verändern, die neue Situation beziehungsweise Gegebenheit annehmen und gewohnte Strukturen loslassen.

Jeder Mensch ist in seinem Leben einer Vielzahl von Lebensveränderungskrisen ausgesetzt. Oft waren oder sind diese Phasen kein gemütlicher Weg. Nein, es hat geknirscht und geknarzt im Getriebe, beim einen, als die Kinder in die Beziehung kamen, beim anderen, als eine neue Beziehung begann. Es ist hochgradig individuell und von unseren bisherigen Erfahrungen sowie unserer Persönlichkeit abhängig, ob uns eine Veränderung in unserem Leben aus der Bahn wirft. In den meisten Fällen sind diese Lebensphasen aufreibend, vielleicht auch überwältigend, und von Zeit zu Zeit wirkt es sogar so, als scheiterten wir an ihnen.

Doch im Grunde wissen wir: Es ruckelt eben ein bisschen, wenn das Leben in den nächsten Gang schaltet. Das ist okay, damit können wir umgehen, auch weil Menschen eine erstaunliche Fähigkeit besitzen: Wir gewöhnen uns an vieles und sind in der Lage, unser Verhalten an die Begebenheiten anzupassen. In einer Lebensveränderungskrise stecken wir alle früher oder später einmal, doch den meisten gelingt es aus eigener Kraft, sie zu meistern.

Was aber, wenn das normale „an etwas Wachsen" nicht funktioniert? Wenn die Reifungsschritte blockiert sind und die Weiterentwicklung hakt? Wenn der nächste Gang nicht eingelegt werden kann, weil die Kupplung streikt oder die Gangschaltung nicht mehr funktioniert? Dann können lebensverändernde Phasen in echte Krisen münden – und dann helfen auch keine gut gemeinten Ratschläge wie „Das wird schon werden!" oder „Augen zu und durch!"

Krisen durch traumatische Ereignisse

Viele Krisen, die durch ein traumatisches Ereignis ausgelöst werden, bedrohen nicht nur unsere Gewohnheiten und unseren Alltag, sie stellen eine echte Gefahr für unsere physische oder psychische Existenz, unsere Identität oder Sicherheit dar. Die Auslöser sind mannigfach und reichen von einem Unfall über den Verlust eines geliebten Menschen bis hin zu Naturkatastrophen. Aber auch vermeintlich positive Ereignisse wie eine Heirat, die Geburt eines Kindes oder ein neuer Job können, sofern sie in der Psyche traumatisch wirken, Krisen auslösen. Und auch hier gilt: Wenn für den einen ein Ereignis diese Wirkung hat, muss es das für den anderen noch lange nicht haben.

Was löst eine Krise aus?
Es gibt zwei Arten von Krisen: die Lebensveränderungskrisen, die wir meist durch Anpassung oder Hineinwachsen meistern, und die traumatischen Krisen, die durch bestimmte Ereignisse ausgelöst werden, die auf unsere Psyche wie ein Trauma wirken. Wie sich eine Krise in uns auswirkt oder wie lange es dauert, sie zu bewältigen, hängt von unserer Persönlichkeit und unserer Resilienz ab und ist ein durch und durch individueller Prozess.

Unsere Reaktionen auf eine Krise sind unterschiedlich

Warum gibt es Menschen, die, egal was ihnen widerfährt, unerschütterlich wirken? Die selbst nach schlimmen Erlebnissen oder schmerzhaften Verlusten den Lebensmut nicht verlieren? Grund dafür ist die Resilienz, die seelische Widerstandskraft.

Im Podcast „Zeit Verbrechen" wurde vor einiger Zeit eindrücklich beschrieben, wie unterschiedlich Menschen mit traumatischen Erlebnissen umgehen. Die Folge „Nach der Bombe" behandelte die Ereignisse rund um den 22. März 2016, als an verschiedenen Orten in Brüssel Bomben explodierten, 35 Menschen in den Tod rissen und 340 verletzten. Einer der Überlebenden heißt Walter Benjamin. Der gebürtige Israeli war auf dem Weg nach Tel Aviv, um seine Tochter zu besuchen. Dann explodierte eine Bombe, gezündet von fanatischen IS-Kämpfern, die in Brüssel ein Exempel statuieren wollten.

Benjamin verlor ein Bein und überlebte nur, weil ein Flughafentechniker ihn vor dem Verbluten rettete. Während der Schwerverletzte bald neuen Lebensmut entwickelte, konnte der Retter seit dem Tag des Anschlags nicht mehr arbeiten. Was er erlebt hatte, traumatisierte ihn zu schwer – dabei war sein Körper unversehrt.

Wie kann es sein, dass ein Mann, der ein Bein verloren hat und beinahe gestorben wäre, in keine psychische Krise verfällt, während ein anderer, körperlich unverletzt, daran fast zugrunde geht? Yori Gidron, Psychologe und Neurowissenschaftler, versucht herauszufinden, was mit Menschen passiert, die eine existenzielle Bedrohung erleben. Er reist um die Welt, um Menschen kennenzulernen, denen Schreckliches widerfahren ist – und die dennoch seelisch intakt bleiben. Er weiß: Nur etwa 30 Prozent aller Opfer, die einen Terrorakt überleben, leiden anschließend unter einer posttraumatischen Belastungsstörung. Das bedeutet im Umkehrschluss, dass 70 Prozent seelisch gesund bleiben.

Diese psychische Widerstandskraft, die manche Menschen von Haus aus mitbringen und andere erlernen, nennt man Resilienz. Viele Neurowissenschaftler, Psychologen und Psychiater haben die Themen Traumatisierung und posttraumatische Belastungsstörung in den letzten drei Jahrzehnten intensiv erforscht.

Mittlerweile verstehen wir die neurobiologischen Grundlagen, wissen von der Überaktivierung bestimmter Hirnregionen, kennen Regelkreise bei Menschen mit Traumafolgesymptomen und neurobiologische Besonderheiten bei Menschen mit Resilienz. So spielt zum Beispiel die Amygdala (eine Region des limbischen Systems) in Verbindung mit Hirnarealen für Gedächtnisinhalte bei der Aufrechterhaltung angstbesetzter Erinnerungen (unter anderem auch sogenannte „Flashbacks“) eine besondere Rolle. Menschen mit Traumafolgesymptomen zeigen eine Überaktivierung der Amygdala. Hingegen gibt es Regionen der Hirnrinde, zum Beispiel den präfrontalen Kortex, die eine zentrale Rolle bei der Kontrolle dieser emotionalen Zustände spielen und bei resilienten Menschen stärker ausgeprägt oder aktiviert sind.

Heutzutage gibt es einige sehr wirksame Therapieformen zur Behandlung von Traumafolgeerkrankungen, die eines gemeinsam haben: eine therapeutisch unterstützte Auseinandersetzung mittels Schilderung oder Imagination der relevanten traumatischen Erfahrungen, die den Betroffenen hilft, das Erlebte zu verarbeiten, sich davon zu distanzieren, wieder Kontrolle zu gewinnen und das eigene Leben positiv zu gestalten. Auch Yori Gidron wendet ein solches Verfahren an. Gidron beobachtete dabei, dass durch diese Entemotionalisierung und Wiederholung eine Desensibilisierung und Distanzierung gegenüber den Traumainhalten stattfand und die Betroffenen nach etwa drei Monaten weniger körperliche Anzeichen von posttraumatischem Stress erlebten.

Das Beispiel des Bombenanschlags von Brüssel zeigt, dass nicht jeder gleich widerstandsfähig ist. Die einen stecken Tiefschläge besser weg als die anderen.

Dank vieler wissenschaftlicher Untersuchungen wissen wir außerdem, dass sich Resilienz stärken lässt (gerade auch durch verschiedene psychotherapeutische Ansätze) und dass auch nicht oder weniger resiliente Menschen Traumata und Krisen bewältigen können.

Was ist Resilienz?
Mit Resilienz wird in der Psychologie die „seelische Widerstandskraft" beschrieben, also wie Menschen auf ein traumatisches Ereignis oder eine Krise reagieren. Die Wissenschaft ging lange Zeit davon aus, dass Resilienz zu einem großen Teil angeboren ist. Durch verschiedene Studien wurde mittlerweile aber nachgewiesen, dass sie durch Sozialisation und Erziehung mitbeeinflusst und auch „erlernt" werden kann.

Forscher aus den USA konnten im Jahr 2010 nachweisen, dass Menschen, die sich hin und wieder schwierigen Lebenssituationen stellten und sie bewältigen mussten, über mehr Resilienz verfügten als diejenigen, die weniger Herausforderungen zu bewältigen hatten. Man kann eine Krise also als schlimme, problembelastete Zeit verstehen – aber auch als eine Art Trainingslager für mehr seelische Widerstandskraft.

Die Krise erkennen

Keine Krise gleicht der anderen – sie kommen stets in unterschiedlichem Gewand daher. Da sich dieses Buch vor allem an diejenigen richtet, die eine Krise begleiten, weil sie eine nahestehende oder angehörige Person des Betroffenen sind, halten wir es für wichtig, als Außenstehender die Anzeichen für eine Krise erkennen zu können. Nicht immer geht nämlich ein sichtbares, fühlbares Ereignis voran, das eine Krise auslöst. Gerade Beziehungs-, Job- oder Identitätskrisen bauen sich oft über Monate bis Jahre auf, ehe sie zum Ausbruch kommen. Was der Auslöser oder der berühmte Tropfen ist, der das Fass zum Überlaufen bringt und die Krise ausbrechen lässt, ist im Nachhinein oft schwer nachzuvollziehen.

Wie erkenne ich also eine Krise? Sie zeigt sich auf zwei verschiedenen Ebenen: in der Psyche, aber auch in der Physis.

Psychische Symptome:

- labile Grundstimmung
- Anspannung und Erregung bis hin zu Stressgefühlen
- Angstzustände und Panikattacken
- Hilf- und Ausweglosigkeit
- Schwarz-Weiß-Denken
- „Karussell"-Denken, Fokussierung auf das Problem, „Verbeißen" im Thema
- Ausblendung von Handlungsalternativen
- irrationales Denken, oft sprunghaft und desorganisiert
- Ablehnung oder Verleugnung, auch durch eskapistische Gedanken (Flucht in Traumwelt oder Fantasie)
- unkoordinierte, ziellose Handlungen, manchmal in Form von „sinnlosen" Ersatzhandlungen
- Aggression gegen andere oder sich selbst
- soziale Isolation
- das Gefühl, von niemandem verstanden zu werden

Physische Symptome:

- Erschöpfung und Müdigkeit, oft gepaart mit Schlaflosigkeit
- Herzrasen
- Atemnot
- Kopfschmerzen, Schwindel
- Störungen des Magen-Darm-Trakts
- Einschränkungen der Mobilität, Zittern
- Appetitlosigkeit oder übermäßige Nahrungszufuhr (Essattacken)

Doch Vorsicht: Nicht jeder, der für eine Weile müde und abgekämpft aussieht, Gewicht verliert oder sich für eine Zeitlang aus dem sozialen Leben zurückzieht, muss deswegen in einer Krise stecken. Oft ist es eine Vielzahl von unterschiedlichen Symptomen, die eine Krise anzeigen. Gleichzeitig müssen nicht alle Symptome vorhanden sein, um einem Außenstehenden klarzumachen, dass ein Mensch in einer Krise steckt.

Ein Fallbeispiel

Hans und Anneliese sind seit vielen Jahren glücklich verheiratet, nun soll sie am Herzen operiert werden. Hans behauptet gegenüber seinem Schwiegersohn Sven, der Operation gelassen entgegenzublicken. Als Sven am Tag des Eingriffs jedoch zu Hans nach Hause kommt, findet er den konzentriert arbeitenden Schwiegervater auf Knien im Hof vor, wo er die Pflastersteine neu verlegt. Auf den ersten Blick erkennt Sven, dass sein Schwiegervater neben sich steht: Denn die Steine liegen nach einem vollkommen irrwitzigen Muster im Hof, das mit dem vorangegangenen nichts zu tun hat. Ihm wird bewusst, dass Hans das Pflastern des Hofes als Ablenkung oder Bewältigungsstrategie dient – also kniet er sich neben ihn und hilft, die Steine nach dem „neuen", wenn auch sinnlosen Muster zu verlegen, bis der erlösende Anruf aus dem Krankenhaus kommt, dass Anneliese aus der Narkose erwacht ist und nach ihrem Mann fragt.

Sven reagierte in der geschilderten Situation empathisch und richtig. Weder bewertete noch korrigierte er Hans' Bewältigungsstrategie, mit Annelieses Operation und seiner persönlichen Krise umzugehen, sondern erkannte die Bedeutung des falschen Musters und ließ dem Schwiegervater die Möglichkeit, sich auf diese Art einen Moment der Entspannung, Zerstreuung oder Ablenkung zu verschaffen. Er half ihm sogar, das „falsche" Steinmuster fortzuführen, obwohl er wusste, dass die Arbeit umsonst war. Damit begriff er nicht nur, was für Hans in diesem Moment wichtig war, sondern erkannte auch, dass sich der Schwiegervater in einer – wenn auch kurzen – kritischen Phase befand. Er korrigierte ihn nicht, sagte ihm nicht, was „gut" für ihn sei, sondern unterstützte ihn auf seinem persönlichen Weg.

So individuell die Auslöser einer Krise sind, so ähnlich ist meist der Verlauf: Es gibt einen sichtbaren oder unsichtbaren Auslöser, eine Reaktion darauf, eine Bewältigung und ein Ende. Es kann vorkommen, dass eine Krise in die nächste übergeht, beispielsweise eine Partnerschaftskrise, die nach Beziehungsende in eine Existenz- oder Identitätskrise mündet – doch in der Regel ist eine Krise kein Dauerzustand.

Die Phasen einer Krise

Die Betroffenen durchlaufen in einer Krise verschiedene Phasen, wie man sie beispielsweise auch bei der Trauerbewältigung kennt.

- ***Schockzustand:*** Nach dem auslösenden Ereignis (beispielsweise einer Krankheitsdiagnose, einem plötzlichen Todesfall oder einem Unfall) kommt es zu einem Moment des Schocks, der Lähmung oder Verwirrung, manchmal auch der Verleugnung und des Nicht-Wahrhaben-Wollens. Diese Phase kann mehrere Stunden, aber auch Tage oder Wochen dauern.

- ***Gefühlschaos:*** Der Betroffene stellt sich der Realität, was eine Kaskade von zum Teil widersprüchlichen, oft heftigen Emotionen zur Folge hat, die in der Regel als bedrohlich wahrgenommen werden. Diese Phase dauert manchmal nur wenige Tage oder Wochen, kann sich aber auch über Monate erstrecken.

- ***Bewältigung:*** Sobald die Gefühlsausbrüche abgeklungen sind, folgt die Phase der Akzeptanz und die Suche nach Bewältigungsstrategien. In dieser Phase wird im Idealfall der Blick aus der Vergangenheit in die Zukunft gerichtet und neuer (Lebens-)Mut geschöpft.

- ***Frieden finden:*** Der Betroffene macht seinen Frieden mit der Krise, kann ihr vielleicht sogar etwas Gutes abgewinnen oder einen Sinn in ihr erkennen. Er ist an den Ereignissen gewachsen und hat seine seelische Widerstandskraft gestärkt.

Nicht jeder Betroffene erlebt die Phasen einer Krise so akkurat voneinander abgegrenzt, wie sie in dieser Auflistung beschrieben werden. Im Gegenteil, es kann vorkommen, dass die Phasen nicht chronologisch verlaufen oder sich überlagern und wiederholen. Auch ist die Dauer der einzelnen Phasen individuell: Während die einen schon dabei sind, Bewältigungsstrategien zu entwickeln, durchlaufen die anderen noch verschiedenste, oft schmerzhafte emotionale Stadien.

Als Begleitender einer Krise ist es von Vorteil, die unterschiedlichen Phasen zu kennen – selbst, wenn sie in den seltensten Fällen wie nach dem Lehrbuch vonstattengehen. Dennoch ist es hilfreich, die oft widersprüchlichen Gefühle und Handlungen der Betroffenen nachvollziehen zu können. Bei Betroffenen stellt sich oft das Gefühl des Kontrollverlusts ein. Um dieses Gefühl abzufangen oder zu kompensieren, wollen sie verstehen, warum das Ereignis oder die daraus resultierende Krise ausgerechnet sie getroffen hat. Psychologen nennen diesen Prozess der Krisenbewältigung „Sensemaking" oder Sinnsuche. Während die Phasen oft aufeinander aufbauen beziehungsweise einander folgen, findet die Sinnsuche meist vom Auslösermoment bis zum Abschluss der Episode statt und kann in jeder der vier vorgestellten Phasen zum Abschluss kommen.

Lösungen finden

Manchmal fällt es leichter, sich mit einer Krise auseinanderzusetzen, die ihren Ursprung klar im Außen hat, wie beispielsweise eine Naturkatastrophe. Wenn Ihr Haus von einer Sturmflut überschwemmt wird und Sie dort nicht mehr wohnen können, werden Sie nach dem ersten Schock und der Verzweiflung über das, was Sie verloren haben, pragmatisch über die nächsten Schritte entscheiden: Wo komme ich unter? Was kann ich noch aus dem Haus retten? Wie geht es weiter?

Bei „inneren" Krisen halten wir uns häufiger mit der Frage nach dem Warum auf – auch denken wir, zumindest die Möglichkeit gehabt zu haben, etwas anders zu machen, um das Ergebnis zu verändern. So verbringen wir viel Zeit mit „hätte, könnte, würde", anstatt uns mit den Gegebenheiten auseinanderzusetzen und Lösungen zu finden. Also: „Hätte ich mehr auf mein Gewicht geachtet, wäre ich nicht an Diabetes erkrankt!" Gleichzeitig denken die wenigsten: „Hätte ich mir nicht dieses Haus gekauft, wäre ich von der Sturmflut verschont geblieben."

Der Unterschied zwischen einer Sturmflut, die ein Haus zerstört, und einem persönlichen Schicksalsschlag ist jedoch gar nicht groß. Es fühlt sich vielleicht anders an, im Grunde wird bei einer Erkrankung oder einem Verlust jedoch auch ein Haus in den Grundfesten erschüttert: das innere Haus, in dem unsere Selbstgewissheit und unsere Gewohnheiten beheimatet sind.

Während einige Menschen sehr schnell die Krise akzeptieren und eine Antwort auf die Frage nach dem Sinn finden, bleiben andere Betroffene teilweise über Jahre an „Warum ausgerechnet ich?“-Gedanken hängen. Die persönliche Lebenseinstellung, die seelischen Widerstandskräfte, aber auch die Fähigkeit einer Person, sich Hilfe im Außen zu holen und im Prozess begleiten zu lassen, beeinflussen die Dauer und das Ergebnis der Sinnsuche – und natürlich auch, wie zukünftig mit Krisen umgegangen wird.

Als Krisenbegleiter kann es helfen, den Betroffenen bei der Sinnsuche zu unterstützen und den Blick in die Zukunft zu lenken.

Solange die Krise akut wirkt, ist es naturgemäß nicht leicht, den Blick auf eine positive Zukunft zu richten. Doch auch die spätere Einsicht beziehungsweise das Erkennen, dass die Krise zu einem guten Ende oder einer nicht erwarteten Entwicklung geführt hat, kann für zukünftige Krisen und Probleme von großer Bedeutung sein.

Ein Fallbeispiel

Lena und Dennis sind seit vielen Jahren zusammen. Obwohl sich Lena lange Zeit nicht sicher war, ob sie Kinder haben möchte, erwacht schließlich ihr Kinderwunsch – auch weil Dennis unbedingt eine Familie haben möchte. Sie versuchen es zwei Jahre vergeblich. Der Druck auf die beiden wächst von Monat zu Monat, die ständigen indiskreten Nachfragen von Familie und Freunden lassen sie denken, dass mit ihnen etwas nicht stimmt. Das Paar beschließt, in eine Kinderwunschklinik zu gehen. Dort wird vor allem Lena aufgrund einer Schilddrüsenerkrankung behandelt. Nach einer Neueinstellung ihrer Hormone und drei erfolglosen Inseminationen schlagen die Ärzte eine künstliche Befruchtung vor. Lena, die vor wenigen Jahren nicht einmal wusste, ob sie überhaupt Mutter werden will, ist nach drei Jahren der Fehlversuche und der enttäuschten Erwartungen so zermürbt, dass sie trotz eines klammen Bauchgefühls zusagt.

Die heftige Hormontherapie und die künstliche Befruchtung wirken, Lena wird schwanger. In der zehnten Woche jedoch erfährt sie von ihrem Frauenarzt, dass der Fötus keinen Herzschlag hat und abgehen wird. Sie erleidet eine Fehlgeburt und ist am Boden zerstört. Schlimmer, denkt sie, kann es nicht kommen. Sie hat den persönlichen Tiefpunkt ihres Lebens erreicht.

Im Laufe des nächsten Jahres verlieren Dennis und Lena zunehmend den Kontakt zueinander. Sie haben sich eine Pause der Behandlungen verordnet, um neue Kraft zu schöpfen. Lena jedoch begreift in dieser Zeit, dass sie keine weitere Hormonbehandlung oder künstliche Befruchtung möchte – zu traumatisierend war der erste Versuch, zu groß ist die Sorge, dass es niemals klappen wird. Sie schlägt eine Adoption vor, was Dennis ablehnt: Er will sein eigenes Kind haben, kein fremdes.

In dieser Beziehungskrise entscheiden Dennis und Lena in einem sehr schmerzhaften Prozess, dass sie sich voneinander trennen wollen. Lena möchte ihre Freiberuflichkeit mehr auskosten und ein Lebensmodell ohne Kinder wählen, Dennis seinen Wunsch erfüllen, eine eigene Familie zu bekommen. Gegenseitig wollen sie sich nicht im Weg stehen, ihre jeweiligen Träume Realität werden zu lassen.

Ein Jahr nach der Trennung lernt Dennis eine Frau kennen, mit der er nur kurze Zeit später ein Kind erwartet. Sie heiraten und ziehen in ein Eigenheim in der Nähe seiner Eltern, wie er es sich immer gewünscht hat.

Lena reist von einem Kontinent zum nächsten und entwickelt sich beruflich weiter. Sie lernt kurz darauf einen Mann kennen, der sich nicht vorstellen kann, jemals Kinder zu haben, und ist kinderlos glücklich.

Eine Chance für eine positive Veränderung

Eine Krise kann immer auch eine Wendung zum Guten bedeuten. Natürlich werden Dennis und Lena niemals herausfinden, ob sie gute, liebende Eltern geworden oder zusammengeblieben wären, wenn eine Schwangerschaft im zweiten oder dritten Anlauf geklappt hätte. Viel wichtiger, als diesem „Was wäre wenn?" nachzugehen, ist jedoch, den Blick auf das Positive zu wenden: Beide führen heute ein erfülltes Leben, ohne das Gefühl zu haben, auf etwas verzichten zu müssen. Allein durch die gemeinsam erlebte Krise, die Fehlgeburt und die traumatischen Behandlungen im Kinderwunschzentrum waren Lena und Dennis in der Lage, auch ihre Beziehung und die gemeinsamen Ziele auf den Prüfstand zu stellen und so ihre Leben, wenn auch nicht miteinander, dann doch zumindest für sich in genau die Richtung zu führen, in der für sie persönlich das größte Wohlbefinden liegt. Das soll nicht heißen, dass die beiden miteinander (ob mit oder ohne Kinder) zwangsläufig unglücklich geworden wären, oder dass jedes Paar, das gemeinsam keine Kinder bekommen kann, die Trennung einleiten soll. Das Beispiel zeigt jedoch, dass Max Frisch mit folgendem Zitat nicht unrecht hatte:

Krise ist ein produktiver Zustand. Man muss ihr nur den Beigeschmack der Katastrophe nehmen.

Eine Krise unterliegt einer zeitlichen Komponente. Sie ist mehr als eine temporäre Belastungssituation, sondern verfügt über eine inhärente Dynamik, die auf eine Zuspitzung, möglicherweise sogar eine Eskalation hinläuft. Dieser Höhe- oder Wendepunkt leitet innerhalb der Krise den Moment des Wandels ein – gleich ob dieser Wandel etwas Positives oder etwas Negatives für den Betroffenen bedeutet.

Ein Fallbeispiel

Gudrun hat im Alter von 65 Jahren einen Schlaganfall erlitten. Ihre Tochter Melanie beschließt, ihrer Mutter, so gut es ihr möglich ist, zu helfen. In den kommenden Jahren spitzt sich die Krise, also der Krankheitsverlauf Gudruns, immer weiter zu: Sie erleidet weitere kleinere Schlaganfälle, wird unselbstständiger, kann irgendwann nicht mehr allein leben. Für Melanie wie auch für ihre Mutter, die sich immer nahestanden, hält die Krise seit der Diagnose nicht nur an, sie verschlimmert sich sogar, da die Symptome Gudruns sowie ihre Pflegebedürftigkeit im Laufe der Zeit zunehmen. Als Gudrun fünf Jahre nach dem ersten Schlaganfall stirbt, erlebt Melanie den Höhepunkt der Krise. Das Schlimmste ist eingetreten, ihre Mutter ist gegangen. Gleichzeitig läutet dieser Höhe- beziehungsweise Tiefpunkt auch die Wende ein. Melanie kann sich nach den Jahren des Kümmerns nun wieder auf ihre eigenen Bedürfnisse konzentrieren, die sie in der Vergangenheit sehr vernachlässigt hat.

Transformation zu etwas Neuem

Für die meisten Menschen bedeutet der Tod das schlimmstmögliche Szenario, zu dem sich eine Krise entwickeln kann. Tatsächlich kann er aber auch einen Wendepunkt darstellen, der für die Angehörigen den Weg zurück ins Leben ermöglicht. Mit dem Abschluss der Krise endet in der Regel eine lange Phase der Anspannung und der Konzentration auf den Betroffenen. So ist zu erklären, warum beispielsweise die Angehörigen eines länger Erkrankten auf dessen Tod nicht mit Verzweiflung und Ablehnung reagieren, sondern manchmal sogar mit einem Gefühl der Erleichterung.

Krisen bedeuten Veränderung. Ein bestehender Zustand (oder eine Beziehung, ein Arbeitsverhältnis und so weiter) löst sich auf, wandelt sich, transformiert sich zu etwas Neuem. Bisher Etabliertes und Gewohntes werden infrage gestellt. Da unser Gehirn mit der sogenannten Negativ-Tendenz (oder „Negativity Bias") ausgestattet ist, die uns tendenziell eher das Gefährliche, Unsichere und Schlechte als das Ermutigende, Herausfordernde und Gute sehen lässt, um unser Überleben zu sichern, bedeuten Veränderungen für die meisten ein hohes Risiko, das sie nur ungern eingehen wollen. Lieber soll alles so bleiben, wie es immer war (selbst wenn das nicht mehr als eine schöne Illusion ist, denn die Welt verändert sich schließlich fortwährend). Der Grund, warum wir Krisen zumeist mit etwas Negativem in Verbindung bringen, liegt genau hierin: im drohenden Wandel, der stets das Risiko birgt, die Situation zu verschlechtern.

Was ist Negativity Bias?

Der Negativity Bias[1] beschreibt das sozialpsychologische Phänomen, dass sich negative Gefühle, Gedanken oder Erlebnisse psychisch stärker als neutrale oder positive auswirken, auch wenn diese in gleicher Intensität auftreten. Er bezieht sich auf die innerpsychische Tendenz, die Aufmerksamkeit eher auf negativ erscheinende und negativ bewertete Faktoren zu richten und gleichzeitig vorhandene positive oder neutrale Faktoren nicht oder nur sehr eingeschränkt wahrzunehmen.

Die menschliche Neigung, sich von negativen Ereignissen und Emotionen mehr beeinflussen zu lassen als von positiven, herrscht in vielen Bereichen vor: bei der Aufmerksamkeit, dem Lernen, dem Gedächtnis, der Entscheidungsfindung oder bei Risikoüberlegungen.

Evolutionär gesehen war das sehr sinnvoll: Für unsere Vorfahren in der Steinzeit war es überlebenswichtig, sich an schlechte Erfahrungen zu erinnern und sich besonders gut zu merken, was gefährlich oder lebensbedrohlich war: Welche Früchte sind giftig und nicht essbar? Wo jagen viele Raubtiere und können mir gefährlich werden? Der moderne Mensch jedoch kann diesem evolutionärem Erbteil, der eine Verzerrung der Realität bedeutet, bewusst und rational Positives entgegensetzen oder sich seiner konstruktiv bedienen.

1 Quelle: https://lexikon.stangl.eu/23062/negativity-bias-negativitaetsbias

Ein Fallbeispiel

Steffen ist in seinem Job unzufrieden und bewirbt sich auf eine neue Stelle. Zu seiner großen Überraschung – und zu seinem Entsetzen – wird er zum Vorstellungsgespräch eingeladen. Er erzählt seiner Freundin Monja von der Einladung, die ihm zunächst gratuliert.

Steffen jedoch sagt: „Nein, das ist fürchterlich!"

Monja versteht die Welt nicht mehr: „Wieso?"

„Wenn ich eingeladen werde, muss ich auch dahin gehen. Und dann kriege ich vielleicht den Job. Dann muss ich umziehen. Wenn ich die Probezeit nicht überstehe, werde ich arbeitslos. Vielleicht verliere ich dann die Wohnung und muss Hartz IV beantragen." Er seufzt: „Es wird besser sein, ich sage das Gespräch ab und bleibe bei meinem alten Arbeitgeber." Monja wird klar, dass die Veränderung für Steffen bedrohlich ist. Die Einladung zum Vorstellungsgespräch, mit der er offenbar nicht gerechnet hat, stürzt ihn in die Krise, obwohl die meisten anderen in seiner Situation sich vermutlich gefreut hätten.

Kontrolle abgeben und den Prozess akzeptieren

Wenn das Bestehende ins Wanken gerät, ist die erste Reaktion meist ein Schock, der beim einen größer, beim anderen kleiner ausfällt. Eine Kündigung kann für mich eine Katastrophe bedeuten, für mein Gegenüber eine gute Gelegenheit, sich neu auszurichten. Es liegt an uns, ob wir uns der Krise und damit der Veränderung dank unserer Fähigkeiten, uns weiterzuentwickeln, gewachsen fühlen oder ob wir ihr die Macht geben, über unser Leben und unseren Gemütszustand zu entscheiden.

Als Angehöriger oder Außenstehender eines von einer Krise Betroffenen ist es von großer Bedeutung, diesen Blick auf die Krise nicht zu verlieren: Ja, durch sie setzt automatisch ein Wandel ein. Aber nein, das muss nicht immer schlecht sein. Davon abgesehen können wir Krisen nicht verhindern – auch nicht durch unsere Weigerung, uns mit ihnen auseinanderzusetzen. Sie kommen und widerfahren uns – ob wir es wollen oder nicht. Hierzu empfehlen wir auch Maja Günthers Podcast-Folge „Wendepunkte im Leben – in jeder Krise steckt eine Chance".

> *Fürchte weder Herzeleid noch Krisen, es sind die Sollbruchstellen des Lebens.*
>
> Thomas S. Lutter, Lyriker

Aus unserer psychotherapeutischen und psychosozialen Beratung wissen wir: Selbst schlimmste Diagnosen, schmerzhafteste Trennungen und existenziellste Krisen wenden sich in der Regel zu etwas wie auch immer geartetem Guten, Unerwarteten, Neuen und tragen sogar eine „verborgene Schönheit" in sich. Es ist möglich, diesen Gedanken bereits in der Krise zuzulassen – auch weil jeder Mensch und damit auch die Bewältigung seiner persönlichen Krise eben anders ist. Unsere Gesellschaft erwartet von uns dauerhaft gute Laune und eine optimistische Lebenseinstellung. Manchmal kommt es uns beinahe so vor, als hätten wir verlernt, dass es uns von Zeit zu Zeit auch schlecht gehen darf. Sich diese Erlaubnis zu geben, ist ein zentraler Punkt, um die Krise zu meistern und auch an ihr zu wachsen.

Über den Schmerz

Wir empfinden Krisen deswegen als belastend, weil wir häufig Schmerz verspüren, wenn wir eine schwierige Zeit durchleben. Diesen Schmerz verbinden wir emotional mit der Lebensphase, dem Auslöser der Krise und/oder den Begleitumständen. Dabei können die Begleitumstände für unsere persönliche Entwicklung oft sogar gut sein, weil sie ein Warnsignal sein können – der Schmerz verhindert jedoch, dass wir den Blick aufs Positive richten oder uns ergebnisoffen, mutig und neugierig der Zukunft stellen. Hier helfen mehr Gelassenheit und weniger Festhalten an den etablierten Strukturen sowie eine Offenheit gegenüber Veränderungen.

Übung: Die Perspektive weiten

Gerade wenn der Schmerz in der Krise im Vordergrund steht, ist es wichtig, die Situation genauer anzuschauen. Nur weil wir ein schlechtes Gefühl haben, muss nicht unser ganzes Leben schlecht sein. Es kann auch sein, dass uns die Krise weiterbringt, wir den positiven Gewinn aber nicht sehen können, weil das negative Gefühl alles überdeckt. Häufig sehen wir das Positive erst, wenn wir die Krise bereits überwunden haben. Deshalb ist es hilfreich, sich zunächst bewusst zu machen, dass nicht Ihr ganzes Leben schlecht oder gar wertlos ist, weil Sie in einer Krise stecken. Das kann Sie einen riesigen Schritt voranbringen. Und nur, weil sie sich nicht gut anfühlt, heißt das nicht, dass diese Zeit vergeudet ist.

- Schritt 1: Fragen Sie sich, was genau der Auslöser für Ihren Schmerz ist. Lokalisieren Sie ihn und versuchen Sie, so genau wie möglich zu identifizieren, was Sie schmerzt. Wenn wir Krisen als Zeiten der Veränderung sehen, dann geht es beim Schmerz oft darum, etwas zu verabschieden. Vielleicht müssen Sie sich von einem geliebten Menschen verabschieden, von einem Wohnort oder von Ihrer Gesundheit? Vermutlich haben Sie sich die Veränderung nicht ausgesucht. Dennoch sollten Sie sich damit abfinden, dass Sie sie durchlaufen. Wenn Sie es schaffen, das zu akzeptieren, und nicht dagegen ankämpfen, haben Sie den ersten Schritt schon getan. Integrieren Sie den Schmerz über die Situation in Ihr Leben. Dennoch ist der Schmerz vorübergehend und nur ein Teil Ihres Lebens. Sie sind nicht Ihr Schmerz und Sie sind auch nicht Ihre Krise. Sie sind viel mehr als das und da ist auch noch viel mehr als das!

- Schritt 2: Überlegen Sie, woraus Ihr Leben noch besteht. Was ist gut in Ihrem Leben und soll unbedingt so bleiben? Es können auch ganz kleine Dinge sein. Was ist alles da? Woraus besteht Ihr Leben noch? Was macht Sie aus? Denken Sie auch an vergangene Krisen. Was hat Ihnen damals geholfen, sie zu überwinden? Was hat sich danach zum Positiven gewandelt? Wofür war es gut, dass Sie vergangene Krisen gemeistert haben? Was hat sich dadurch in Ihrem Leben geändert?

Zu diesem Thema können Sie auch Maja Günthers Podcast-Folge „Nimm das Leben, wie es ist!“ anhören.

Ein Fallbeispiel

Wolfgang ist Musiker, seit zwanzig Jahren fährt er jedoch Taxi, weil es mit seiner Karriere nicht wirklich voranging. In der Corona-Krise wurde er für beinahe ein Jahr in Kurzarbeit geschickt. Statt den Kopf in den Sand zu stecken, nutzte Wolfgang die Zeit, um ein neues Album zu produzieren, das es mittlerweile zu einiger Bekanntheit geschafft hat und sogar im Radio gespielt wird. Taxi fährt er immer noch – aber nur noch zweimal die Woche. Den Rest der Zeit macht er endlich Musik.

Das Beispiel von Wolfgang zeigt, dass auch in einer Krise die Perspektive entscheidend ist. Es wäre ein Leichtes für Wolfgang, sich selbst und der Welt zu erzählen: „Ich bin ein gescheiterter Musiker, und durch die Corona-Krise kann ich nicht mal mehr als Taxifahrer arbeiten." Doch Wolfgang hat sein Schicksal selbst in die Hand genommen und sich damit aus der Krise manövriert. Damit hat er auch sein Narrativ verändert, also die „Geschichte seines Lebens": Er hat die passive Rolle, in der ihm Dinge „geschehen", bewusst verlassen und sich dafür entschieden, das Beste aus der Situation zu machen. Heute ist er glücklicher als vor der Krise, weil er endlich wieder das macht, was ihm am wichtigsten ist: Musik.

Nun kann man einwenden, dass jemand wie Wolfgang auf die Gelegenheit gewartet hat, sein Leben zu verändern, wohingegen eine lebensbedrohliche Krankheitsdiagnose oder der schmerzhafte Verlust eines geliebten Menschen von niemandem „erwünscht" sind.

Eine Krise verändert aber nicht nur, sie verschiebt auch die Prioritäten im Leben. Worauf kommt es wirklich an? Plötzlich werden andere Dinge wichtig, treten in den Vordergrund, werden sichtbar.

Ein Fallbeispiel

Als Silvies Freund Michael an Krebs erkrankte, sprang ihre Welt, genau wie seine, zunächst einmal in tausend Stücke. Die Operationen und Behandlungen waren langwierig und schmerzhaft und allzu oft fühlte sich Silvie von ihrem neuen Lebensalltag überfordert. In dieser Zeit, als es Michael besonders schlecht ging, sollte Silvie eine entscheidende Abschlussarbeit ihres Studiums schreiben. Sie litt schon seit Jahren unter schrecklicher Prüfungsangst. Und jetzt noch die Krise mit Michael? Wie sollte das nur werden?

Es wurde gut. Denn von einem Tag auf den anderen verschwand Silvies Prüfungsangst. Am Tag der Prüfung saß sie vor dem Bogen mit den Aufgaben und sagte sich in Gedanken: Ich mach das jetzt so gut, wie ich es kann. Und wenn ich das Examen nicht schaffe, muss ich eben nochmal ran. Ob ich dieses oder nächstes Jahr bestehe, ist egal. Das Leben kann so schnell vorbei sein, da kümmert mich das Bestehen dieser Prüfung herzlich wenig.

Erstaunlicherweise hatte die Krise mit ihrem Freund ihre eigenen Ängste vollständig verdrängt.

Der Fokus hatte sich verschoben, durch Michaels Erkrankung wurde die Prüfung relativiert. Silvie war in der Lage, das Wissen abzurufen, das sie für die Prüfung gelernt hatte, ohne sich mit ihren Ängsten auseinandersetzen zu müssen. Eine neue Erfahrung, die ihr Kraft und Zuversicht gab, und ein Moment des Glücks, den sie – trotz der schweren Erkrankung ihres Freundes – wahrnehmen und schätzen konnte. Diese Einstellung und Gelassenheit blieb ihr erhalten, auch heute noch im Umgang mit ihrem Sohn: Warum soll ich mich darüber aufre-

gen, wenn er vielleicht eine Klasse wiederholen muss? Was ist schon ein Jahr in Relation zum ganzen Leben? Ohne die Erkrankung ihres Freundes hätte sie diese Erkenntnis vielleicht nie gewonnen.

2 Krisen begleiten

In den meisten Krisen richtet sich das Augenmerk auf diejenigen, die im Zentrum des Geschehens stehen: die Betroffenen. Dieses Buch jedoch widmet sich den Begleitenden: Angehörigen, Freunden, nahestehenden Personen des Betroffenen. Diese Menschen werden, genau wie ihre Bedürfnisse und Gefühle, allzu oft vergessen. Und die können ganz anders als die der Betroffenen sein. In diesem Kapitel wollen wir der Frage nachgehen: Was macht die Krise mit den Begleitenden?

Unsere Emotionen sind individuell

Ein Fallbeispiel

Lindas Schwester Anna bringt in der 32. Woche per Notkaiserschnitt einen kleinen Jungen auf die Welt. Sowohl der Eingriff als auch die ersten Tage sind kritisch, das Kind muss auf der Intensivstation bleiben. Anna zieht sich komplett zurück, um den Schock zu verarbeiten.

Linda indes kann sich über die viel zu frühe Geburt des Neffen in den ersten Tagen nicht freuen. Ihre Gedanken und Gefühle sind bei der Schwester, die ihr sehr nahesteht. Sie weiß, dass Anna sich gern stärker gibt, als sie in Wahrheit ist, und befürchtet, dass sie das Erlebte verdrängen könnte, statt es zu verarbeiten. Viel schwieriger als die Sorge um die Schwester ist für Linda aber, dass man ihr als Angehöriger offenbar alle negati-

ven Gefühle abspricht. Das Umfeld gratuliert ihr zum Neffen, beschwichtigt mit Floskeln wie „Ach, es haben doch schon ganz andere Frühchen geschafft“ und verlangt von ihr, sich nicht unnötig den Kopf zu zerbrechen. Linda ist irritiert: Wieso darf sie nicht traurig sein, dass ihrer Schwester und dem Kind diese traumatische Erfahrung nicht erspart geblieben ist? Weshalb wollen alle von ihr, dass sie glücklich ist?

Gefühle sind individuell, genau wie Trauer- und Trennungsprozesse. Während sich manche gleich nach einem Beziehungsende ins Nachtleben stürzen und die Puppen tanzen lassen, brauchen andere Monate oder Jahre, um emotional wieder auf die Beine zu kommen, und ziehen sich in dieser Zeit oft sehr in sich zurück.

Es kann zuweilen schwer sein, sich dem allgemeingültigen Verständnis von „So macht man es richtig“ entgegenzustellen. Aber es gibt keine richtige oder falsche Art, wie man trauert, sich freut oder eine Krise übersteht – weder als Betroffener noch als Begleitender.

Wenn einen die Krise der anderen (be-)trifft

Als Person „in der zweiten Reihe“ erlebt man eine Krise unmittelbar mit. Auch wenn sie einen nicht persönlich betrifft, trifft sie einen eben doch – durch die Beziehung, die man zu den Betroffenen hat. In den meisten Fällen haben Begleitende das Gefühl, keine andere Wahl zu haben, als zu helfen. Sie haben sich die Situation nicht ausgesucht, fühlen sich vielleicht sogar hineingeworfen. Das kann zu verschiedenen Reaktionen führen, denen sich die Begleitenden ausgesetzt fühlen.

Aggressivität

Wer sich in seiner Situation nicht zu helfen weiß, wird oft wütend. Die daraus resultierenden Aggressionen können sich gegen die eigene Person, die Betroffenen oder andere Menschen richten, die mit der Krise zu tun oder sie ausgelöst haben. Häufig äußern sich die Aggressionen in Schuldzuweisungen. Die Frage nach der „Schuld" bringt jedoch nichts, weil sie sich an der Vergangenheit orientiert und nichts Konstruktives zur Situation beiträgt. Einem jahrzehntelangen Raucher zum Zeitpunkt der Lungenkrebsdiagnose Vorhaltungen zu machen, ändert rein gar nichts an seiner Situation und ist nicht konstruktiv. Menschen neigen dazu, das, was ihnen widerfährt, in Kausalität zu setzen. „Hättest du bloß nicht ..."- oder „Wärst du mal besser ..."-Vorwürfe sind das Resultat. Dennoch sind aggressive Verhaltensmuster im ersten Moment normal und können, als Zeichen der Überforderung gewertet, schnell aufgelöst werden.

Umgang mit negativen Gefühlen

Was können wir tun, um Wut und Aggressionen abzubauen? Wir alle haben solche Gefühle. Ein Problem entsteht erst, wenn wir nicht wissen, wie wir mit den Gefühlen umgehen können. Dann kommt Unsicherheit auf und das befeuert oft die Wut, denn dann sind wir auch noch auf uns selbst wütend, weil wir uns hilflos fühlen.

Den Umgang mit schwierigen Gefühlen können wir lernen. Wenn wir mit unserer Wut nicht umgehen können, dann können wir im schlimmsten Fall davon krank werden. Es werden ständig Stresshormone ausgeschüttet, die nicht wieder

abgebaut werden können. Das kann zu einem hohen Stresspegel führen und das Verhalten dauerhaft verändern. Im schlimmsten Fall können Depressionen oder andere psychische Erkrankungen ausgelöst werden.
Grundsätzlich ist Wut ein gesundes Gefühl. Wut, Ärger, Aggressionen oder andere schwierige Gefühle haben ein großes Kraftpotenzial. Sie setzen Energie frei und sind auch aus diesem Grund starke Gefühle.
Wenn es Ihnen gelingt, die Kraft, das Positive aus den Gefühlen zu nutzen, dann können Sie viel erreichen. Wenn Sie Ärger spüren, ist das ein Hinweis darauf, dass etwas falsch läuft.
Er entsteht, wenn wir über unsere Grenzen gehen oder andere unsere Grenzen nicht einhalten, wenn wir uns Ziele vornehmen und diese nicht erreichen, oder wenn wir uns ungerecht behandelt fühlen. In jedem Fall steckt hinter den schlechten Gefühlen ein eigenes Bedürfnis, das zu wenig Aufmerksamkeit bekommt.

Es geht also im ersten Schritt darum, all das wahrzunehmen. Nehmen Sie Wut, Ärger und Aggression wahr. Sie dienen Ihnen als Warnsignal. Akzeptieren Sie die Gefühle, denn sie gehen nicht weg, wenn Sie gegen sie ankämpfen, und sie gehören zu der jetzigen Situation dazu. Nehmen Sie die Fäden in die Hand und beginnen Sie aktiv, an Ihrer Situation etwas zu verändern.
Überlegen Sie, woher die Gefühle kommen könnten. Wurde bei Ihnen eine Grenze überschritten? Wenn ja, stellen Sie sich folgende Frage: Angenommen, Sie wären frei von schlechten Gefühlen, was wäre dann anders? An welcher Stelle wurde Ihre Grenze überschritten? Welches Ihrer Bedürfnisse steckt dahinter? Angenommen, die Grenze würde eingehalten werden, welches Bedürfnis wäre dann erfüllt?

Auch wenn Sie wütend sind, weil Sie sich ungerecht behandelt fühlen, gibt es ein unerfülltes Bedürfnis im Hintergrund. Wenn Sie das Gefühl haben, Sie machen immer alles für andere, dann haben Sie vielleicht das Bedürfnis nach Pausen oder Ruhe. Nehmen Sie Ihr Bedürfnis ernst. Dazu können Sie natürlich auch kommunizieren, dass Sie eine Pause machen müssen, aber Sie Ihr schlechtes Gewissen plagt, wenn Sie nicht alles erledigen. Wichtig ist dabei, dass Sie für sich und nicht gegen andere kämpfen.

Gefühle wie Wut, Ärger und Aggression bauen sich in dem Moment ab, wenn wir lernen, unsere Bedürfnisse dahinter wahrzunehmen und uns diese zu erfüllen. Das ist nicht immer leicht und auch nicht immer vollständig möglich. Dennoch können wir einen kleinen Schritt weiterkommen, wenn wir wissen, was wir brauchen.
Probieren Sie in kleinen Situationen, mit Ihrer Wut anders umzugehen. Nutzen Sie die Energie der Gefühle und setzen Sie sie für sich ein. Das macht einen Teil Ihrer Stärke aus.

Ablehnung
Es ist eine menschliche Reaktion, das Unveränderbare erst einmal pauschal abzulehnen, sich vielleicht sogar durch vollständiges Ausblenden oder Ignoranz der Lage für einen kurzen Moment „Erleichterung“ zu verschaffen. Was ich nicht sehe, ist auch nicht da – für eine gewisse Zeit, in der auch die Begleitenden die ausgebrochene Krise verdauen müssen, ist das durchaus in Ordnung. Auf Dauer kann es aber keine Lösung sein, die Augen vor dem Offensichtlichen zu verschließen oder die Krise zu ignorieren beziehungsweise wegzulächeln.

Akzeptieren, was ist

Was können Sie tun, um die Situation zu akzeptieren? Es ist ein natürlicher Impuls, im ersten Moment das, was unangenehm, schlimm oder gar unfassbar ist, weghaben zu wollen. Im ersten Moment dient das Verneinen der Situation als Schutzmechanismus. Es verschafft uns Zeit, uns zu sammeln und das Geschehene durchsickern zu lassen. Vielleicht kennen Sie auch Reaktionen wie: „Das kann nicht sein, dass das gerade passiert!" oder „Ich glaube das nicht!" Schwierig wird es, wenn wir dauerhaft in der ablehnenden Haltung hängenbleiben. Dann versuchen wir mit allen Mitteln, etwas zu verändern, was nicht veränderbar ist. Das kostet Kraft und wir kommen keinen Millimeter vom Fleck. Deshalb ist es wichtig, sich irgendwann die Frage zu stellen, was veränderbar ist und was nicht verändert werden kann, auch wenn wir es uns noch so sehr wünschen.

Machen Sie sich bewusst, dass Sie die Situation nicht ändern können. Angenommen, Sie akzeptieren voll und ganz, dass Sie jetzt mit dieser Situation oder mit dieser Last leben müssen, was können Sie tun, um es sich so gut und so leicht wie möglich zu machen? Was brauchen Sie, um damit leben zu können? Was stärkt Sie? Was baut Sie auf? Was sind Ihre persönlichen „Tankstellen", bei denen Sie Energie auftanken können?

Maja Günthers Podcast-Folge „Veränderbar versus unveränderbar!" gibt Ihnen noch tiefere Einblicke ins Thema.

Mitleid

Geteiltes Leid ist halbes Leid? Bedingt! Der Mensch ist zur Empathie fähig, deshalb ist es verständlich, warum er Mitleid empfindet, wenn er von einem Schicksalsschlag eines anderen erfährt. Allerdings gibt es einen Unterschied zwischen Mitleid und Mitgefühl: Wer Mitleid empfindet, leidet wortwörtlich „mit", nimmt Anteil am Schmerz und Leid anderer. Oft denkt er sich: „Der oder die Arme kann einem richtig leidtun." Wir bedauern die Betroffenen, sind aber gleichzeitig froh, dass es uns besser geht – und das fühlt sich nicht gut an. Durch das Bedauern manifestiert sich außerdem eine Hierarchie: Bemitleidete Personen stehen automatisch niedriger als mitleidende. Mitgefühl indes ist ein echter Akt der Anteilnahme und Zuwendung. Mitgefühl zu haben bedeutet, sich in die Lage eines anderen hineinzuversetzen, ohne das Leid des anderen zu kopieren, zu reproduzieren oder sich damit zu identifizieren. Im Gegensatz zum Mitleid entsteht so automatisch ein kleiner, aber wichtiger Abstand, der für die Selbstfürsorge des Mitfühlenden, aber auch für das Beziehungsgleichgewicht der beteiligten Personen immens wichtig ist.

Empfinden Sie Mitleid?

Wenn Sie jemanden bemitleiden, dann empfinden Sie ihn als bemitleidenswert. Das heißt, er ist nicht auf Augenhöhe mit Ihnen. Machen Sie sich bewusst, dass Sie die Person durch Ihre Sichtweise kleiner machen. Sie trauen ihr vielleicht manches nicht mehr zu, was sie gut alleine schaffen würde, oder was sie vielleicht auch gerne selbst erledigen würde. Vielleicht muten Sie dem Betroffenen auch das ein oder andere nicht zu, weil Sie denken, es sei zu viel für ihn. Hier ist der Grad zwischen Entmündigung und echter Unterstützung schmal. Als Angehöriger eines sich in einer Krise befindenden Menschen ist es umso wichtiger, Hilfe anzubieten, sich aber gleichzeitig durch Nachfragen abzusichern, ob die Person überhaupt Hilfe will, und wenn ja, welche und wieviel Hilfe sie möchte. Machen Sie sich dabei immer mal wieder bewusst, dass der Betroffene die Verantwortung für sein Schicksal hat und Sie ihm die auch lassen dürfen.

Hilflosigkeit

Nicht selten kommt es vor, dass Menschen in eine Art passive Starre verfallen, wenn ihnen nahestehende Personen eine Krise durchleben. Die Überforderung bricht sich Bahn und lässt die Begleitenden vor Schreck oder Trauer erstarren. Einfache Dinge wirken plötzlich wie nicht zu bewältigende Aufgaben, man sieht den Wald vor lauter Bäumen nicht mehr. Auch diese Reaktion ist nachvollziehbar, jedoch hilft sie in der Regel weder den Betroffenen noch den Begleitenden, irgendetwas an der Situation zu verändern oder für einen Moment der Erleichterung zu sorgen. In diesem Fall hilft nur noch, Unterstützung von außen zu holen, um aus dem passiven Verharren wieder in ein aktives Handeln zu kommen.

Brauchen Sie professionelle Hilfe?

Hier kann Ihre Unterstützung darin bestehen, gemeinsam zu überlegen, wer welche Aufgaben übernimmt. Überlegen Sie zusammen, ob eine Therapie, ein Klinikaufenthalt, eine Reha oder ein mobiler Dienst helfen können. Im Netz findet man von Krisendiensten bis zu Therapeutinnen und Therapeuten zahlreiche Hilfsangebote.

Aktionismus

Das Gegenteil der Hilflosigkeit ist der oft blinde Aktionismus, den einige Begleitende nach einem Krisenausbruch an den Tag legen. So gut ihre Absichten auch sind, sollten sich Personen, die zu diesem Reaktionsmuster neigen, immer auch fragen: Wem dient mein Verhalten am Ende des Tages wirklich – mir selbst oder demjenigen, den ich unterstützen möchte? Aktionismus projiziert die eigenen Unsicherheiten und Sorgen auf den anderen: Man tut irgendetwas, im Versuch, nicht untätig herumzusitzen und sich hilflos zu fühlen – unabhängig davon, ob die Betroffenen die Hilfe überhaupt wünschen oder ob sie ihnen nützt.

Übung: Den Körper wahrnehmen

Hier können auch eine Körperreise oder Achtsamkeitsübungen helfen.

- Setzen Sie sich mit geschlossenen Augen auf einen Stuhl und spüren Sie in jedes einzelne Körperteil hinein. Wie fühlen sich Ihre Füße, Ihre Beine, Ihr Bauch, Ihre Arme und Hände und Ihr Nacken und Kopf an?

- Nehmen Sie Verspannungen wahr?

- Wie geht es Ihnen momentan?

Es gibt zahlreiche Anleitungen für Progressive Muskelentspannung, Meditation oder Autogenes Training. In jedem Fall ist das Ziel, dass Sie aus dem Aktionismus herauskommen und innehalten. So können Sie wahrnehmen, wie es Ihnen gerade geht und was Sie für sich tun können, um sich zu stabilisieren.

Die angemessene Reaktion

Auch wenn unsere Absichten gut sind, tun wir oft nicht das Richtige. Viel zu häufig meinen wir, uns mit den Bedürfnissen der Betroffenen auseinanderzusetzen, in Wahrheit handeln wir jedoch aus einem egoistischen Motiv heraus. Das ist menschlich und nachvollziehbar, manchmal aber kontraproduktiv. Dabei gibt es einen Weg, wie Begleitende auf einen Krisenausbruch reagieren können:

- Sie zeigen Mitgefühl und Empathie, ohne mitzuleiden.
- Sie bieten Hilfe an, ohne sie aufzudrängen.
- Sie gehen aktiv und wertfrei auf die Betroffenen zu und fragen nach ihren Bedürfnissen.
- Sie kommunizieren ihre eigenen Unsicherheiten, ohne sie den Betroffenen zum Vorwurf zu machen.
- Sie handeln und kommunizieren transparent und nachvollziehbar.
- Sie können akzeptieren, wenn die Betroffenen gerade nichts brauchen oder keine Hilfe annehmen möchten.
- Sie hören auf ihre eigenen Bedürfnisse und stellen sie nicht hintan.

Ein Fallbeispiel

Silkes Freundin Anja wurde völlig überraschend von ihrem Mann verlassen und leidet sehr. Freundin Silke weiß nicht, was sie tun kann, damit Anja sich besser fühlt. Denn die zieht sich zurück, will am liebsten gar nicht mehr vor die Tür. Silke spürt, dass Anja gerade keine Hilfe oder Ablenkung annehmen kann – obwohl letzteres bei Silkes Trennung vor einigen

Jahren für sie genau das Richtige war. Sie weiß jedoch, dass ihre ständigen Angebote, etwas zu unternehmen, die Freundin unter Druck setzen.
Silke sagt deswegen zu Anja: „Ich sehe, dass es dir nicht gutgeht, und das bricht mir das Herz. Gleichzeitig nehme ich dein Bedürfnis nach Rückzug wahr. Wenn es für dich in Ordnung ist, komme ich in ein paar Tagen wieder auf dich zu. Melde dich jederzeit, wenn dir danach ist."
Damit reagiert sie empathisch und sensibel, bleibt aber gleichzeitig authentisch und Anja zugewandt. Sie akzeptiert, dass die Freundin gerade Zeit für sich braucht und die ersten Tage der Krise allein bewältigen möchte.

Übung: Aktives Zuhören

Aktives Zuhören besteht nach seinem Begründer Carl Ransom Rogers aus drei Elementen:

- empathische und offene Grundhaltung
- authentisch und kongruent auftretende Gesprächspartner
- Akzeptanz und bedingungslose positive Beachtung des Gesprächspartners

Wie der Begriff nahelegt, ist Aktivität die Grundvoraussetzung für aktives Zuhören. Dabei geht es darum, das Anliegen des Gesprächspartners richtig zu verstehen und Vertrauen aufzubauen. Aktives Zuhören bezieht sich auf die Sachebene. Es handelt sich um das Paraphrasieren, also das Umschreiben dessen, was ich gehört habe, mit eigenen Worten. Eventuell nachfragen, ob ich es richtig verstanden habe.

Die folgenden Einstiegsformulierungen können Sie beim Paraphrasieren unterstützen:

- „Mit anderen Worten ..."
- „Dir ist es wichtig, dass ..."
- „Du legst Wert auf ..."
- „Ich habe jetzt verstanden, dass du ..."
- „Das klingt für mich, als wenn ..."
- „Du denkst/meinst, dass ..."

Wir alle kennen vermutlich Situationen, in denen das Gesagte beim Gegenüber völlig falsch ankommt. Oder wir fühlen uns verletzt und reden nicht mehr darüber, worum es eigentlich geht. Um das zu vermeiden, können wir die Technik des aktiven Zuhörens bewusst anwenden. Dabei hören Sie Ihrer Gesprächspartnerin oder Ihrem Gesprächspartner eine Weile zu und wiederholen dann in Ihren Worten, was Sie verstanden haben, was die beziehungsweise der andere Ihnen gesagt hat. Danach können Sie fragen, ob Sie es richtig verstanden haben. Dann ist Ihr Gegenüber an der Reihe, Ihnen zuzuhören und nachzufragen, ob sie oder er Sie richtig verstanden hat. Diese Gesprächsübung wirkt zunächst etwas künstlich, aber sie ist ungemein hilfreich, da wir von der emotionalen Ebene wegkommen und uns eher auf den Inhalt des Gesagten konzentrieren.

Impuls: Was brauchen Sie, was braucht der andere?

Machen Sie sich bewusst, dass jeder Mensch andere Bedürfnisse hat. Vielleicht braucht die Person, die Sie begleiten, etwas ganz anderes, als das, was Sie denken. Hier hilft es, immer mal konkret nachzufragen und dann die geäußerten Bedürfnisse ernst zu nehmen. Genauso wichtig ist es, dass Sie gut auf sich und Ihre Bedürfnisse achten.

Eigene Grenzen

Wer einen anderen durch eine Krise begleiten möchte, spürt oft zu spät, dass die eigene Überlastung erreicht ist. Das hat viel mit dem Schuldgefühl zu tun, dass sich die Begleitenden im Vergleich zu den Betroffenen nicht beschweren dürfen. Sie denken: „Mir geht es ja gut. Ich darf nicht jammern!" Und vergessen dabei allzu oft, dass sie den Betroffenen nur eine echte Unterstützung sein können, wenn sie auf ihr eigenes Wohlergehen achten.

Besonders anschaulich ist das Beispiel der Anwendung von Sauerstoffmasken im Flugzeug. Vor allem Frauen reagieren oft ablehnend, wenn sie hören, dass sie die Maske zuerst sich und dann ihren Kindern aufsetzen sollen. Das ist jedoch nicht herzlos, sondern vorausschauend. Werden sie nämlich wegen eines Druckabfalls ohnmächtig, können sie auch ihren Kindern oder anderen hilfsbedürftigen Personen im Flugzeug nicht mehr helfen.

Warum Unterstützung von Profis wichtig ist

Als Begleitender einer Krise wird man häufig mit einer Welle der Verantwortung konfrontiert und sieht sich mit einem Mal vor unzählige Aufgaben gestellt. Oft treten die eigenen Bedürfnisse damit in den Hintergrund oder werden ignoriert. In einem gewissen Maß und über einen befristeten Zeitraum können Begleitende diese Defizite kompensieren, doch leidet nicht nur ihr eigenes Wohlbefinden, sondern vor allem ihre Fähigkeit, den Betroffenen zu unterstützen, darunter. Daher ist es wichtig, sich als Begleitender möglichst viel Unterstützung und Stärkung von außen zu holen: mobile Pflegedienste, Palliativkliniken, mobile Hospizpflege, Tageskliniken, Therapeuten und mehr für die Betroffenen, aber auch Kuren, Beraterinnen und Berater, Psychologinnen und Psychologen, Gruppentreffen und mehr für die Begleitenden. Aber auch sich um das eigene Selbst zu kümmern, ist wichtig.

Übung: Energietank

Nehmen Sie sich Zeit und konzentrieren Sie sich auf Ihre eigenen Bedürfnisse. Wenn Sie als Begleitender gut auf sich achten möchten, dann ist es hilfreich, zu schauen, wie viel Kraft Sie derzeit haben. Wo liegt Ihr Energielevel und wo ist es nötig aufzutanken?

- Nehmen Sie ein Blatt Papier und malen Sie ein Fass darauf, in etwa so, wie ein großes Holzfass. Zeichnen Sie oben einen Zulauf ans Fass und unten einen Zapfhahn. Rechts neben dem Fass können Sie einen senkrechten Strich über die ganze Größe des Fasses malen. Oben (am Rand des Fasses) tragen Sie 100 Prozent und unten 0 Prozent ein. Die Prozentzahl beschreibt Ihr derzeitiges Energieniveau.

- Zeichnen Sie einen Querstrich durch das Fass, wo Sie derzeit Ihr gefühltes Energielevel sehen. Schreiben Sie die Prozentzahl an Ihren Strich.

- Jetzt lassen Sie das Bild auf sich wirken und überlegen Sie, wie viel Energie Sie bräuchten, um gut durch den Tag zu kommen und entspannt alles zu schaffen, was Sie zu tun haben.

- Malen Sie mit einer anderen Farbe einen Strich dorthin, wo Ihr Wunschfüllstand sein soll. Im nächsten Schritt schreiben Sie an den Zulauf alles, was dafür sorgt, dass Sie Energie tanken können. Was machen Sie normalerweise, um zu regenerieren und aufzutanken? Was machen Sie gerne?

- Dann schreiben Sie an den Ablauf alles, was Ihnen im Alltag Energie raubt. Was sorgt dafür, dass Kraft und Energie verloren gehen?

- Jetzt überlegen Sie und notieren Sie sich, wie Sie den Ablauf verringern und den Zulauf erhöhen können. Das können auch ganz kleine Schritte sein, aber notieren Sie alles, was Sie im Rahmen Ihrer Möglichkeiten tun können.

- Zum Schluss können Sie sich noch Zeitpunkte überlegen, bis wann Sie was verändern möchten.

Diese Übung können Sie immer mal wieder machen, wenn Sie sich ausgepowert fühlen und merken, dass Sie dringend etwas für sich tun müssen.

Raus aus der Aufopferungsrolle!

In unserer Kultur findet man die Idee und Vorstellung, dass Opfer gut und sinnvoll sind und auch gefordert werden für unsere Beziehung, unseren Beruf oder die Verwirklichung unserer Träume. Deshalb meinen wir häufig, dass es eine noble Geste sei, wenn wir unser eigenes Wohlergehen hinter das eines anderen stellen. Wir ernten dadurch vermeintlich Respekt und Anerkennung: „Sieh nur, wie sie sich zurücknimmt, was sie alles aufgibt, um für einen anderen da zu sein!" Wir bringen Opfer. Meist auf Kosten unserer Selbstliebe.

Dieses Selbst ist wichtig. Grundlegend wichtig. Wenn es leidet, sich quält oder zugrunde geht, um jemand anderen zu retten oder seine Pein zu lindern, sind am Ende zwei Menschen betroffen. Das bedeutet aber auch: Fehlt die Selbstliebe, gibt es auch keine Liebe für andere. Die Selbstliebe steht an erster Stelle und ist Voraussetzung für alles Weitere.

Ein Fallbeispiel

Karla ist Ende dreißig und hat als Studentin einen deutlich älteren Mann geheiratet: Ludwig ist mittlerweile fast achtzig. Vor zwei Jahren hat Karla sich dazu entschieden, sich von Ludwig zu trennen. Sie zieht von München nach Berlin und hofft, eines Tages einen anderen Mann kennenzulernen, mit dem sie eine Familie gründen kann.

Doch es kommt anders, denn bei Ludwig wird Demenz diagnostiziert. Sein Zustand verschlechtert sich rapide. Karla, die trotz der Trennung noch mit Ludwig verheiratet ist, reist zurück nach München, um sich um ihn zu kümmern. Aus dem vorrübergehenden Aufenthalt wird ein Dauerzustand. Karla muss im Job eine Pause einlegen, um sich um Ludwig zu kümmern, der sich weigert, in ein betreutes Wohnen umzuziehen. Eine neue Beziehung ist in dieser Phase für Karla vollkommen ausgeschlossen. Das Schlimmste für sie ist jedoch, dass Ludwig sich zwar noch an allerlei aus seiner Kindheit und Jugend erinnert, allerdings vergessen hat, dass Karla sich schon vor zwei Jahren von ihm getrennt hat. Immer wieder fragt er sie, warum sie nicht mehr bei ihm im Bett schlafen wolle. „Ich habe dieses Trennungsgespräch nun schon mindestens fünfundzwanzig Mal geführt“, erzählt sie ihrer Mutter eines Tages. Die sagt achselzuckend: „Du darfst dich nicht wundern. Es war deine Entscheidung, einen so viel älteren Mann zu heiraten.“ Fortan lebt Karla in dem schlechten Gewissen, für den Mann, dem sie ein gemeinsames Leben versprochen hat, da zu sein – auch wenn es sie ihr eigenes Lebensglück, ihren Kinderwunsch, eine eigene Familie und ihre Karriere kostet. Sie befindet sich im moralischen Dilemma, Ludwigs Wunsch, weiterhin in seiner eigenen Wohnung zu leben – auch wenn das immer schwieriger umzusetzen ist – zu respektieren und gleichzeitig unter der Situation zu leiden. „In guten wie in schlechten Zeiten“, sagt sie sich immer wieder, während sie sich sukzessive aus sozialen Beziehungen und Freundschaften zurückzieht, weil sie spürt, dass niemand ihre Entscheidung verstehen kann. Ludwigs gesundheitliche Krise ist zu einer Lebenskrise Karlas geworden.

Umgang mit der Verantwortung

Wir wissen aus eigener Erfahrung, wie schnell es geht, dass man als Begleitender in den Strudel der Krise gezogen wird und keinen Ausweg mehr findet. Wie geht man mit der Verantwortung, die man sich selbst manchmal nicht einmal ausgesucht hat, um? Wäre es richtig, wenn Karla Ludwig gegen seinen Willen in ein Heim einweisen ließe? Sie steht im ständigen Widerspruch mit sich selbst: Einerseits kann sie ihn in vielem nicht mehr ernstnehmen, da selbst die einfachsten Dinge durch seine Krankheit nicht mehr funktionieren. Andererseits nimmt sie ihn ausgerechnet in der einen Entscheidung ernst, die auch ihr Leben maßgeblich beeinflusst: ob er in ein betreutes Wohnen geht oder nicht. Wie lange „darf" sie ihm diese Entscheidungsfreiheit geben? Und ab wann muss sie – ungeachtet aller moralischen Zweifel – ihr Lebensglück über das seine stellen? In Karlas und Ludwigs Fall zeigt es sich sehr deutlich: Sie hat keine Distanz mehr zu Ludwigs Krise. Ihre beiden Krisen sind zu einer verschmolzen, untrennbar miteinander vereint. Die besondere Tragik ist, dass eigentlich nur Ludwigs Tod den Zustand für beide beenden kann.

> *Eine Krise ist jener ungewisse Zustand, in dem sich etwas entscheiden soll: Tod oder Leben – Ja oder Nein.*
>
> Kurt Tucholsky

Durch eine Krise begleitende Personen, pflegende Angehörige oder sich kümmernde Freunde fühlen sich nicht nur häufig überlastet, sie werden auch nicht selten von der Außenwelt instrumentalisiert. Viele Menschen scheuen sich, die Betroffenen persönlich zu kontaktieren, stattdessen werden diejenigen angesprochen, die die Betroffenen am besten kennen. „Gut gemeint ist nicht gut gemacht“ heißt es im Volksmund, und tatsächlich führt diese Konzentration auf die Begleitenden zu drei unglücklichen Konsequenzen:

- Die Betroffenen sind noch isolierter.
- Die Begleitenden fühlen sich überverantwortlich und überfordert.
- Die Begleitenden verschwinden als Person hinter den Betroffenen.

Man sollte niemals vergessen, dass auch Menschen, die eine Krise „nur“ begleiten, Bedürfnisse, Sorgen und Wünsche haben. Durch die Krise werden sie häufig zu Pflegepersonal, Alltagsheld, Servicekraft, persönlichem Assistenten und Psychologen in Personalunion – sie sollten nicht auch noch zum Pressesprecher werden müssen.

Ein Fallbeispiel

Viktorias Vater ist an Alzheimer erkrankt. Seit der Diagnose geht sein Bruder Kurt auf Abstand, der Kontakt ist weitestgehend abgebrochen. Wohl aber meldet sich Kurt regelmäßig bei Viktoria und fragt nach dem Befinden des Bruders. Sie regt sich fürchterlich darüber auf: „Ich bin doch nicht Papas Sekretärin! Ruf ihn selbst an, wenn du mit ihm reden willst.“
Über ihre Tante erfährt Viktoria schließlich, dass Kurt seit der Alzheimer-Diagnose seines Bruders alle drei Monate einen

Demenztest durchführen lässt. In diesem Moment begreift sie, dass Kurt unfähig ist, seinen Bruder anzurufen, weil er Angst vor dem Tod des Bruders, vor allem aber vor einer eigenen Erkrankung hat.

Unterstützung kann nicht zu viel sein

Uns ist bewusst, dass viele Menschen nicht nur aus Angst den Kontakt zu einem Betroffenen einschlafen oder abbrechen lassen, sondern auch, weil sie die Sorge tragen, „zu viel" zu sein und sich aufzudrängen. Auch die Angst, etwas Falsches zu machen spielt eine Rolle. Wir möchten an dieser Stelle ein Bewusstsein schaffen: Stellen Sie sich einfach mal vor, wie es wäre, wenn Sie eine niederschmetternde Diagnose oder einen Schicksalsschlag erleiden müssten, und von einem Tag auf den anderen würde Sie Ihr gesamtes Umfeld meiden. Niemand riefe Sie mehr an, niemand käme bei Ihnen vorbei, als ob Ihr Unglück ansteckend sei.

Würden Sie das wollen? Würden Sie sich wohlfühlen?

Natürlich gibt es auch Betroffene, die wollen keine Fürsorge und reißen bewusst alle Brücken zur Außenwelt ein. Das gilt es zu respektieren – doch niemand sollte aus Sorge, einem anderen zu nahe zu treten, auf eine Kontaktaufnahme verzichten. Eine emotionale Last wird leichter, wenn sie auf mehrere Schultern verteilt wird. Deswegen ist es wichtig, auch Begleitenden das Gefühl zu vermitteln, dass sie als Mensch weiterhin existieren und von der Krise nicht absorbiert wurden.

Zudem gibt es ein Leben jenseits der schwierigen Zeit. Auch wer einen schwerkranken Angehörigen pflegt, seine Partnerin oder seinen Partner durch eine Depression begleitet oder jemandem in einer Existenzkrise zur Seite steht, darf, soll und muss Momente haben, in denen es nur um ihn geht. Augenblicke der Entspannung, Zeiten, in denen es nicht um das Schwere und Belastende, sondern um Leichtigkeit und Freude geht. In denen die Normalität einkehrt und sich der Fokus auf Bestärkendes in der Zukunft und Gutes in der Gegenwart ausrichtet.

Wenn Sie jemanden kennen, der gerade eine Krise begleitet, fragen Sie ihn beim nächsten Mal: Was ist gut in deinem Leben? Was hast du vor? Was sind deine Ziele? Und was würde dir einen Moment der Erleichterung verschaffen?

Oft bürden sich Begleitende alle Aufgaben auf einmal auf. Es gibt jedoch Hilfsangebote und Möglichkeiten, wie der Alltag erleichtert werden kann. Dazu gehören externe Dienstleister, die verschiedene Aufgaben übernehmen, aber auch therapeutische Unterstützung oder die Erfahrungen von anderen, die sich bereits in einer ähnlichen Krise befunden oder sie begleitet haben. Manchmal ist es auch einfach nur ein Gespräch, eine halbe Stunde ungeteilter Aufmerksamkeit für denjenigen, der sich die meiste Zeit des Tages der Krise eines anderen unterordnet. Außenstehende können hier für Entlastung sorgen, indem sie nicht die Krise oder die Situation des Betroffenen, sondern die Gemütslage und das Befinden des Begleitenden thematisieren.

Ein Fallbeispiel

Ankes Mann Hendrik steckt in einer beruflichen Krise. Er hasst seinen Job und sucht seit langer Zeit einen Sinn in seinem

Beruf, bringt jedoch nicht den Mut auf, endlich zu kündigen und umzuschulen. Seine Unzufriedenheit versucht er, so gut es geht, aus der Beziehung herauszuhalten, aber das klappt meistens nicht besonders gut, da er niedergeschlagen und frustriert ist.

Anke zieht Hendriks Situation runter. Zwar gibt sie sich Mühe, positiv und optimistisch zu bleiben, doch zehrt die Krise, die sich nun schon so lange hinzieht, an ihren Nerven.
Ihre Freundin Ida spürt das. Am liebsten würde sie mit Hendrik mal ein paar Takte reden, damit er sich endlich zu einer Entscheidung durchringt – aber sie weiß, das ist nicht ihre Aufgabe. Stattdessen konzentriert sie sich auf Anke. Sie lädt sie zu einem verlängerten Wochenende ein, geht mit ihr ins Theater, macht Radtouren und so weiter, um die Freundin zumindest kurzzeitig aus der Situation zu Hause zu befreien. Wenn sie zusammen unterwegs sind, versucht Ida, das Thema Hendrik und seine Krise weitestgehend zu vermeiden und sich voll und ganz auf Anke zu konzentrieren. Dabei signalisiert sie durchaus: Wenn du über deinen Mann sprechen möchtest, bin ich da – vor allem aber bin ich für ***dich*** *da.*

Außenstehende als wichtige Ansprechpartner

Es kann für Betroffene und Begleitende zuweilen schwierig sein, bestimmte Themen zu besprechen, beispielsweise den Tod bei einer schwerwiegenden Krankheit oder Konsequenzen, die eine Krise langfristig auf das Leben der Betroffenen hat. Ein Außenstehender ist deshalb als neutraler Ansprechpartner wichtig. Durch ihn hat der Begleiten de die Möglichkeit, schwierige Themen oder kritische Gedanken zu äußern, ohne dass er einen Konflikt in der Beziehung befürchten muss. Als Außenstehender ist es daher immer wichtig, Angebote zu formulieren, ohne den Begleitenden unter Druck zu setzen.

Machen Sie sich klar: Auch Menschen, die eine Krise nicht selbst erleben, sondern „nur" begleiten, brauchen Hilfe und sind bedürftig. Ihre Rolle, die sie vielleicht über Jahrzehnte eingenommen haben, hat sich verändert. Sie sind nicht mehr nur Ehemann oder Ehefrau, Freund oder Freundin, Bruder oder Schwester, Mutter oder Vater – sondern vor allem Begleitende. Auf ihren Schultern liegt viel Verantwortung, auch weil die Betroffenen häufig viele Entscheidungen nicht mehr treffen können oder wollen. Möglicherweise müssen sie selbst einige Veränderungen hinnehmen oder Defizite kompensieren, weil sich die Liebesbeziehung zum Betroffenen durch die Krise verändert hat oder die gemeinsame Zeit als Paar in den Hintergrund getreten ist. Sexuelle, emotionale oder wirtschaftliche Bedürfnisse können natürlich nicht ohne Weiteres mit anderen Menschen erfüllt werden, wohl aber soziale und kommunikative.

Außenstehende sind aus diesem Grund für die Begleitenden von enormer Wichtigkeit und tragen ihren Teil zum Überstehen der Krise bei. Durch sie können auch grundsätzliche Fragen geklärt oder kritische Themen angesprochen werden. Beispielsweise: Möchtest du die Verantwortung überhaupt übernehmen?

Es ist okay, seine inneren Grenzen zu wahren und zu verteidigen

Es stimmt, wir haben oft keine Wahl. Wenn der Partner oder die Partnerin in eine Krise geworfen werden, können wir uns nicht einfach umdrehen und sagen: „Dein Problem." Doch wir entscheiden selbst, in welchem Ausmaß wir zum Teil der Krise werden wollen. Und es liegt in unserer Verantwortung, auch unpopuläre Entscheidungen zu treffen.

Wir erleben das immer wieder bei Angehörigen, die ihre Eltern pflegen. Die wenigsten haben sich je die Frage gestellt: Will ich diese Rolle übernehmen? Kann ich das überhaupt? Wir denken, dass wir es tun müssen, dass Kinder nun einmal für ihre Eltern im Alltag verantwortlich sind, so wie die Eltern ihre Kinder großgezogen und sich um sie gekümmert haben.

Aber ist das wirklich so? Müssen alle Kinder ihre Eltern pflegen, wenn diese bedürftig werden? Wir wollen diese Frage nicht beantworten, da es keine „richtige" Antwort darauf gibt. Jedoch wünschen wir uns, dass Sie, falls Sie eines Tages vor dieselbe oder eine ähnliche Frage gestellt werden, das Bewusstsein darüber haben, dass Sie entscheiden dürfen. Sie haben eine Wahl – auch wenn die gesellschaftlichen Konventionen oder Ihr Umfeld etwas anderes suggerieren.

Eltern, die ihre behinderten Kinder in eine spezielle Pflegeeinrichtung geben, werden von uns oft als kaltherzig und egoistisch bezeichnet. Es gibt jedoch auch eine andere Perspektive: Vielleicht erhält das Kind bei ausgebildeten Pflegern und Betreuern eine bessere Möglichkeit, sich zu entwickeln – und vielleicht können Eltern, die sich für die externe Betreuung entscheiden, mehr qualitativ hochwertige Zeit mit ihren Kindern verbringen, da sie in einer ausgeglicheneren, selbstbestimmteren Verfassung sind. „itgefangen, mitgehangen" – aber muss man sein eigenes Leben aufgeben, um das eines anderen zu erleichtern?

Es sind moralische Fragen, die naturgemäß jeder für sich selbst beantworten darf und muss. Unsere Botschaft ist: Sie sind wichtig und genug – und Sie müssen sich nicht für die Misere eines anderen aufopfern.

Die Balance zwischen Selbstfürsorge und Überfürsorge

Stattdessen wollen wir das Augenmerk auf etwas anderes lenken: die richtige Balance. Krisen verändern Beziehungen, wir sprachen weiter oben bereits von einer anderen Augenhöhe, die zwischen Betroffenen und Begleitenden entstehen kann. Betroffene sind dazu vielleicht nicht in der Lage, doch Begleitende sollten das Gleichgewicht der Beziehung unbedingt im Auge behalten. Überfürsorge kann in diesem Zusammenhang zum Problem werden. Denken Sie an eine Mutter, die ihrem Kind, das draußen spielt, eine Mütze aufsetzt, weil ihr selbst am Kopf kalt ist. Sie meint es nur gut, ist aber fest davon überzeugt, es besser zu wissen. Begleitende erhalten oft (auch unfreiwillig) so viel Verantwortung, dass es ihnen schwerfällt, Teile davon in den richtigen Momenten wieder abzugeben. Falls Sie merken, dass Sie Schwierigkeiten haben, einen Betroffenen in seinen Entscheidungen ernst zu nehmen, dürfen Sie sich kritisch fragen, ob Ihre Krisenbegleitung nicht auch aus egoistischen Motiven heraus geschieht:

- Sie fühlen sich wertvoll, weil Sie einen Beitrag leisten können.
- Ihr Selbstbewusstsein wird gestärkt, weil ein anderer von Ihnen abhängig ist.
- Sie haben ein gutes Gefühl, weil ohne Sie nichts läuft.
- Sie wissen genau, was für den Betroffenen am besten ist.

Was ist das Helfersyndrom?
Beim Helfersyndrom handelt es sich nach Wolfgang Schmidbauer um ein psychologisches Phänomen. Menschen mit Helfersyndrom fühlen sich nützlich und geliebt, wenn sie von anderen gebraucht werden. Ihre Hilfe kann zur Sucht werden. Aus der aufopferungsvollen Geste, die sozial sehr stark anerkannt wird, kann so eine regelrechte Aufopferungsfalle werden, aus der die vom Helfersyndrom betroffenen Personen ohne professionelle Unterstützung kaum noch herausfinden. Menschen mit Helfersyndrom lenken so von eigenen Defiziten ab, um die sie sich nicht entsprechend kümmern.

Jemand anderen zu unterstützen und ihn durch eine schwierige Zeit zu begleiten, ist eine edle Geste, doch sie sollte nicht in ein Ungleichgewicht oder in Überfürsorge kippen. Ein Betroffener darf, solange er jemand anderem dadurch nicht schadet, eigene Entscheidungen treffen – selbst wenn diese nicht gefallen. Beispielsweise wenn er eine bestimmte Behandlung nicht wünscht. Oder eine Hilfe nicht annehmen möchte. Es kann zu großen Konflikten innerhalb der Beziehung führen, wenn die Betroffenen Entscheidungen treffen, die die Begleitenden nicht nachvollziehen können. Und dennoch hat jeder, auch wenn er krank, verzweifelt oder in einer Krise ist, das Recht darauf, Verantwortung für sich selbst zu übernehmen.

Begleitende dürfen diese Entscheidungen akzeptieren, auch wenn es ihnen schwerfällt. Die meisten Krisen sind von existenzieller Natur, und wenn es um die eigene Existenz geht, muss jeder Mensch selbst wissen, was gut für ihn ist, auch dann, wenn es für das Gegenüber nicht nachvollziehbar ist.

Gleichzeitig hat diese Entscheidung Einfluss auf die Begleitenden. Es wird viel zu selten gesagt, aber: Jeder hat nicht nur das Recht, sondern auch die Pflicht, gut für sich zu sorgen. Wenn Betroffene sich weigern, eine Therapie, eine Unterstützung oder eine Hilfe anzunehmen, die ihre Situation verbessern oder zumindest verändern würde, haben natürlich auch Begleitende das Recht, ihr Verhalten daraufhin anzupassen.

Ein Fallbeispiel

Carsten hat seinen schwerkranken Vater ins Hospiz gebracht. Nach einigen Wochen verweigert der alte Mann Nahrung wie auch Wasser. Carsten spricht das Pflegepersonal an und fordert es auf, seinen Vater zumindest zur Wasseraufnahme zu zwingen. Doch die Schwester sagt: „Lassen Sie Ihrem Vater doch diese letzte Entscheidung. Er kann nichts mehr ohne unsere Unterstützung tun. Da sollte er wenigstens den Zeitpunkt seines Ablebens selbst bestimmen.“

Carsten ist zuerst geschockt, doch bald begreift er, dass er seinem Vater nicht diese letzte Freiheit nehmen möchte.

Bei Entscheidungen begleiten

Für Begleitende ist es wichtig, die Betroffenen in ihrer Entscheidung, gleich ob sie gefällt oder nicht, zu unterstützen und die Folgen für sich selbst abzuwägen. Konkret:

- Wenn mein Mann die Privatinsolvenz ablehnt, bedeutet das für mich ...
- Sollte mein Vater die Organtransplantation verweigern, hat das für mich folgende Konsequenzen: ...
- Falls meine Freundin sich weiterhin von ihrem Mann betrügen lässt, entscheide ich ...

Uns ist bewusst, wie hart das klingt: Du tust etwas nicht, und daraufhin entscheide ich mich. Und unter keinen Umständen darf es in eine Wenn-Dann-Funktion oder gar moralische Erpressung münden, beispielsweise: *Wenn du nicht aufhörst zu trinken, verlasse ich dich.* In den meisten Fällen sind Sätze dieser Art leere Drohungen, weil ohnehin keine Konsequenzen folgen, ähnlich wie der Satz: *Wenn du deinen Teller nicht aufisst, gibt es morgen schlechtes Wetter.*

Es geht vielmehr darum, eine innere Entscheidung zu treffen und diese wertschätzend, einander zugewandt und verständnisvoll zu kommunizieren.
Beispielsweise:

- Ein Teil in mir kann nachvollziehen, warum du nicht in die Privatinsolvenz gehen möchtest. Bitte hab Verständnis dafür, dass ich in diesem Fall eine Gütertrennung vorschlage.

- Ich kann nicht verstehen, warum du das lebensrettende Organ ablehnst, respektiere jedoch deine Entscheidung. Ich möchte dich aber um Verständnis bitten, dass ich mich weniger um deine Genesung kümmern möchte, wenn du es aus meiner Sicht offenbar ablehnst, wieder gesund zu werden und verweigerst, eine professionelle Pflege zuzulassen.

- Es fällt dir offenbar schwer, dich von deinem untreuen Mann zu trennen, und dafür habe ich Verständnis. Gleichzeitig möchte ich mir die Geschichten von seinen Vergehen, die immer folgenlos bleiben, jedoch nicht länger anhören und bitte dich darum, das Thema zukünftig mit anderen Freunden zu besprechen.

Wenn Sie aus Ihrer tiefen Überzeugung heraus sowie voller Wertschätzung und Liebe sich selbst und anderen gegenüber entscheiden und sprechen, handeln Sie immer richtig, selbst dann, wenn Ihre Entscheidung für Ihr Gegenüber ein Schock sein sollte oder Sie auf Unverständnis stoßen. Das ist in Ordnung, denn man muss sich nicht immer einig sein. Viel wichtiger ist, dass Sie sich selbst treu bleiben und Ihre Werte leben, ohne andere damit vor den Kopf zu stoßen. Wir empfehlen hierzu Maja Günthers Podcast-Folge „Bleib dir treu!"

Was bedeutet integres Handeln?
Persönliche Integrität nennt man die andauernde Übereinstimmung des eigenen Wertesystems mit dem eigenen Reden und Handeln. Umgangssprachlich wird Integrität auch „Treue zu sich selbst" genannt, was bedeutet, dass eine Person ein moralisches Grundprinzip hat und dieses nicht nur predigt, sondern auch lebt. Mitunter kann dies unpopuläre Entscheidungen und Konflikte nach sich ziehen. Ein wahrhaft integrer Mensch bedauert diese Konsequenzen vielleicht, wird seinen moralischen Kompass jedoch nicht neu ausrichten oder seine idealistische Fahne in einen anderen Wind hängen, sondern genauso handeln, wie er oder sie es für richtig erachtet.

Ein integrer Mensch lebt und handelt in dem Bewusstsein, dass sich seine persönlichen Überzeugungen und Maßstäbe in seinem Verhalten ausdrücken. Er ist fähig, für sich und seine Werte einzustehen, es gelingt ihm darüber hinaus, Grenzen zu ziehen, um das Selbst und die Beziehung zu schützen. Das bedeutet auch, eigene Bedürfnisse zu erkennen und zu formulieren, Aufgaben abzugeben und aktiv um Hilfe oder Unterstützung zu bitten und autark zu bleiben. Leichtigkeit, Entspannung und Momente des Glücks sind nicht nur erlaubt, sie sind sogar ausdrücklich erwünscht! Denn nur, weil man im selben Boot sitzt, muss man bei einem Leck nicht gleich mit untergehen.

Es kann jedoch vorkommen, dass ein Mensch, beispielsweise durch eine psychische oder eine Suchterkrankung, nicht mehr in der Lage ist, eigene Entscheidungen zu treffen, die seinem Leben und seinem Wohlbefinden zuträglich sind. Das Gesetz bietet hier eine Hilfestellung: Bei Selbst- oder Fremdgefährdung sind zum Beispiel Zwangseinweisungen nicht nur möglich, sondern sogar verpflichtend, weil man sich ansonsten wegen unterlassener Hilfeleistung strafbar machen kann. Dazu gehört auch, dass Betroffene ihr eigenes Handeln weder bewusst steuern noch rational überblicken oder die Tragweite und die Konsequenzen einschätzen können.

Zu Komplikationen kann es auch kommen, wenn die Krisenbegleitung von mehreren Begleitenden gleichzeitig wahrgenommen wird. Wenn sich zum Beispiel mehrere Familienangehörige, insbesondere Geschwister die Begleitung eines pflegebedürftigen Elternteils teilen, müssen sich die Begleitenden klar darüber werden, wer welche Aufgaben übernehmen kann und will – wenn möglich, in Absprache mit dem Betroffenen. Hier von Anfang an Klarheit zu schaffen, ist wichtig, um Kompetenzrangeleien und Gefühle von Eifersucht oder Übervorteilung zu vermeiden. Wie so oft, helfen auch hier meist klärende Gespräche – ohne Vorwürfe und Verurteilungen.

Wann muss ich für mich einstehen?

Aber wann zieht man die Reißleine? Und wann ist der Zeitpunkt erreicht, dass man sich für sich und damit vielleicht sogar gegen den Willen des Betroffenen entscheiden muss? Die Antwort ist einfach: Wenn Sie merken, dass Ihre Grenzen erreicht sind.

Aus diesem Grund sind Grenzen so wichtig. Denken Sie an die Sauerstoffmaske! Wenn Sie ersticken, können Sie niemandem mehr helfen. Wir empfehlen Ihnen dazu Maja Günthers Podcast-Folge: „Sag ja zum Nein!"

> *Wenn wir eine Situation nicht mehr ändern können, müssen wir uns selbst ändern.*
>
> Viktor Frankl, Neurologe und Psychiater

Ja, es gibt moralische Hürden. Nehmen wir das Beispiel von Karla und Ludwig. Hat sie das Recht, sich über seinen erklärten Willen hinwegzusetzen? Immerhin wissen die meisten von uns, wie mit Demenzerkrankten in Einrichtungen manchmal umgegangen wird: Sie werden begrenzt, werden wenig individuell ihrer Person und ihren Bedürfnissen gerecht gepflegt und versorgt, bekommen weniger Zuwendung, als sie vielleicht bräuchten. Doch wie hoch ist das Risiko, dass Ludwig zuhause etwas widerfährt – eben weil er nicht permanent überwacht oder zu seiner eigenen Sicherheit isoliert wird? Ein normaler Haushalt steckt für einen Demenzerkrankten voller Gefahren. Er könnte stürzen, weglaufen, vergessen, den Herd auszumachen, mit scharfen Gegenständen hantieren. Es bleibt ein Abwägen: Wie kann ich die Sicherheit und das Wohlbefinden des Betroffenen in diesem Fall gewährleisten? Und wie wichtig nehme ich meine eigenen Bedürfnisse – und bin so vielleicht eine bessere Begleitung, als wenn ich mich fortwährend über Ludwig ärgere?

Wir glauben, dass es eine gute Entscheidung sein kann, einen Menschen, den man liebt, in eine Einrichtung zu bringen, die auf seine Bedürfnisse ausgerichtet ist. Wir glauben sogar, dass es in Ordnung ist, manchmal Gedanken wie jenen zu haben: „Mein Leben wäre leichter, wenn mein Angehöriger tot wäre." Uns ist bewusst, wie sich diese Aussage anhört – und wie viel mehr Eindruck sie macht, wenn sie schwarz auf weiß in einem Buch steht. Wir wissen aber auch, dass diese Gedanken vorkommen. Sie werden gedacht und damit sind sie existent – und menschlich. Es ist in Ordnung, die Versorgung eines Angehörigen abzugeben, wenn die Situation nicht mehr erträglich ist. Was dieses „erträglich" bedeutet, darf jedoch jeder für sich selbst entscheiden. Für Karla könnte das bedeuten: *Gib dein Leben nicht aus Loyalität zu einem anderen auf – selbst wenn du ihn liebst oder einmal geliebt hast. Du darfst dich nicht zerstören, weil die Krankheit deinen Ehemann zerstört. Du hast ein Recht darauf, glücklich zu sein.*

Ein Fallbeispiel

Nicole, die ihren todkranken Ehemann Thomas pflegte, stand eines Tages vor einer schweren Entscheidung: Bleibe ich bei ihm und pflege ihn bis zu seinem Tod? Oder verlasse ich ihn und öffne mich für eine neue Beziehung?
Sie hatte den großen Wunsch, eines Tages eine Familie zu haben. Mit Thomas, dem die Ärzte nur noch wenige Jahre zu

leben gaben, wäre das niemals mehr möglich gewesen. Viele Monate beschäftigte sich Nicole mit der Frage und hatte das Gefühl, in einer Zwickmühle zu stecken. Bis ihr schließlich klar wurde: Für mein Lebensglück bin ich allein zuständig. Ich würde es mir nicht verzeihen, wenn ich mich hinter falschen Moralvorstellungen verstecke, die ich nicht einmal teile. Ich kann Thomas eine gute, liebende Freundin bleiben und mich trotzdem weiterentwickeln.
Als Nicole mit einer Freundin darüber sprach, sagte diese: „Du kannst doch nicht deinen sterbenden Ehemann verlassen!"
Doch Nicole entgegnete ruhig: „Wenn ich eines Tages Kinder und eine Familie haben möchte, muss ich das sogar."
Sie sprach mit Thomas, der voller Verständnis für ihre Bedürfnisse war. Schließlich war auch ihm bewusst, dass er nicht mehr lange zu leben hatte, und er wollte Nicoles Erfüllung nicht im Wege stehen. Zudem spürte auch er, dass sich ihre Liebesbeziehung durch seine Krankheit massiv verändert hatte. Von einem Paar waren sie zu einem Erkrankten und seiner Betreuerin geworden. Warum sollte er Nicole also Steine in den Weg legen?
Sie lernte nach einigen Monaten einen neuen Mann kennen, dem sie von Anfang an von ihrer Verantwortung gegenüber Thomas erzählte. Nicole und Thomas wurden geschieden, und sie bekam einen Sohn mit dem anderen Mann – allerdings blieb sie bis zu seinem Tod einige Jahre später eine enge Vertraute und Begleiterin von Thomas.

Wir wissen, an Beispielen wie diesem scheiden sich die Geister. Moralische Ansichten sind nun mal nicht bei jedem Menschen gleich, sondern sehr verschieden. Und so wie Karla Ludwig vermutlich niemals verlassen wird, so hat sich für Nicole, die all ihren Mut zusammennahm und sich traute, das

Thema bei ihrem Ehemann anzusprechen, das Leben trotz der Krise, des Schmerzes und des Verlusts, den sie erlitten hat, in eine positive Richtung entwickelt.

> *Ich fühle mich glücklicher, nur weil ich ich selbst bin und andere sie selbst sein lasse.*
>
> Carl R. Rogers, Psychologe und Psychotherapeut

Als Begleitender darf man sich weiterentwickeln, ja, sogar dann, wenn das die Krise kurzzeitig noch verstärkt oder man damit eine unkonventionelle Richtung einschlägt. Deshalb muss die Beziehung zwischen Betroffenen und Begleitenden aber nicht zerbrechen, im Gegenteil, sie kann sogar intensiver werden. Jeder Mensch auf dieser Welt hat ein gutes Leben verdient. Und wenn es nicht Ihr freier, selbsterklärter Wille ist, der Sie voller Liebe und Dankbarkeit bei Ihrer Partnerin oder Ihrem Partner, bei einem Elternteil, einer Freundin oder einem Freund in der Krise bleiben lässt, sollten Sie sich immer für sich entscheiden.

Denn Sie sind der wichtigste Mensch in Ihrem Leben. Es mag sein, dass Sie das an manchen Tagen vergessen oder dass sich Verantwortung oder das Leid eines anderen vor dieses Gefühl drängen. Das ist okay – allerdings darf es sich auch wieder ändern. Denn auch, wenn Sie von Krise eines anderen betroffen sind, wenn sie sogar teilweise zu Ihrer eigenen wurde, liegt es in Ihrer Macht, sich daraus auch wieder zu befreien. Vor allem dann, wenn Sie sich schlecht fühlen oder leiden. Dann fängt die Krise eines anderen an, auch Sie zu lähmen und zu blockieren – und einen negativen Einfluss auf Ihr Leben zu nehmen.

Es ist egal, was andere darüber denken, denn ihre Gedanken werden von Glaubenssätzen gesteuert, die sie von der Gesellschaft übernommen haben. Vielleicht müssen Sie unpopuläre Entscheidungen treffen, und das kann dazu führen, dass sich Menschen aus Ihrem Leben verabschieden werden. Das ist schmerzhaft, darf aber so sein. Denn jeder, der Sie in Ihrer Selbstliebe unterdrückt, der Ihnen aberkennt, dass Sie ein eigenes Leben haben und die Verantwortung, es so zu führen, dass Sie sich wohlfühlen, ist Ihrem Wohlbefinden nicht zuträglich.

Wir erinnern noch einmal an die Sauerstoffmaske: Nur Sie können sie sich auf das Gesicht ziehen. Ein anderer kann und wird es nicht für Sie tun und auch nicht für Sie atmen. Und Atem ist nun einmal das, was wir Menschen zum Leben brauchen.

3
Das eigene Selbst stärken

Wir haben auf den letzten Seiten deutlich gemacht, dass es für Begleitende wichtig ist, nicht nur auf die von der Krise direkt Betroffenen zu achten, sondern auch die eigenen Bedürfnisse und Emotionen im Blick zu behalten.

Wie aber kann ich mich konkret stärken, wenn ich eine andere Person durch eine Krise begleite? Schließlich erlebe ich die meiste Zeit den Widerspruch, einerseits helfen zu wollen und mich andererseits nicht überfordern zu dürfen. Zudem vergessen die meisten Menschen, die einen anderen durch eine Krise begleiten, dass sie ja auch selbst von der Krise betroffen sind. Daher ist es wichtig, diese besondere Phase im Leben nicht nur irgendwie zu überstehen, sondern sich bewusst mit ihr und den Gefühlen und Veränderungen, die sie hervorruft, auseinanderzusetzen.

In Kapitel 1 haben wir bereits über Veränderungen gesprochen und möchten dieses Thema nun vertiefen. Denn nicht nur für die Person, die von einer Krise unmittelbar betroffen ist, verändern sich die Welt und der Alltag – auch diejenigen, die Betroffene begleiten, durchleben einen Wandel.

Veränderung tritt in den seltensten Fällen innerhalb von wenigen Augenblicken ein, wie wenn man einen Lichtschalter betätigt und es plötzlich hell oder dunkel wird. Sie durchläuft vielmehr verschiedene Phasen – wie bei einem Dimmer.

Der Prozess der Veränderung

In den vergangenen Jahrzehnten haben sich viele Wissenschaftler darüber Gedanken gemacht, wie sie den Veränderungsprozess definieren und beschreiben können. Wir stellen Ihnen hier das Sieben-Phasen-Modell nach Richard K. Streich vor, einem Wirtschaftsprofessor der Fachhochschule Paderborn. Er entwickelte das bekannte Modell der fünf Trauerphasen von Elisabeth Kübler-Ross weiter, einer schweizerisch-amerikanischen Psychiaterin, die sich in ihren Forschungen vor allem mit dem Sterbeprozess beschäftigt hat.

Nach Streich verläuft eine Veränderung, egal ob innerhalb einer Organisation oder eines Individuums, nach einem ähnlichen emotionalen Muster. Im Folgenden fokussieren wir uns auf den individuellen Veränderungsprozess.

Phase 1: „Das glaube ich jetzt nicht!“

In Phase 1, dem **Schock** oder, etwas positiver formuliert, der **Überraschung**, wird die Person mit einer Neuigkeit konfrontiert. Es handelt sich um einen sogenannten *Point of no return*, denn ab diesem Zeitpunkt können die Ereignisse nicht mehr zurückgenommen werden. Auslöser für den Veränderungsprozess können eine Krankheitsdiagnose, das Ende einer Beziehung oder auch eine Kündigung sein. Von diesem Moment an geht es nicht mehr zurück, der Prozess setzt unmittelbar ein. Die Person weiß, dass sich etwas für sie verändern wird, ob sie will oder nicht.

Phase 2: „Das stimmt nicht.“

Die Tatsache, dass es nicht zu ändern ist, sorgt in Phase 2 für **Ablehnung**. Die Angst vor der Veränderung, vor allem aber die Sorge, dass sich alles zum Schlechten wandelt, sind in dieser Phase bestimmend. Deswegen verleugnen Personen, also auch Begleitende, die von der Krise eines anderen unmittelbar betroffen sind, oft die neuen Ereignisse.

Phase 3: „Dann ist es jetzt eben so.“
Meist dauert Phase 2 nicht lang, da bald schon Phase 3, die **rationale Akzeptanz**, einsetzt. Die Person begreift, dass Verleugnung den Wandel nicht aufhalten wird, und sieht ein, dass sie sich selbst verändern muss, um adäquat auf die Neuentwicklung zu reagieren. Das bedeutet allerdings nicht, dass sie eine tatsächlich tiefgreifende Veränderung anstrebt, sondern lediglich oberflächliche Anpassungen vornehmen will, um sich situationsbedingt und kurzfristig aus der Lage zu befreien und das „alte“ Leben fortführen zu können.

Phase 4: „Ich schaffe das.“
Die rationale Akzeptanz geht fließend in die **emotionale Akzeptanz** der Phase 4 über. Allein kognitiv und vernunftmäßig eine Veränderung hinzunehmen reicht nämlich nicht aus – eine gefühlsmäßige Auseinandersetzung und echter persönlicher Wandel sind gefragt. Naturgemäß kann es eine Weile dauern, bis eine Person auch emotional „versteht“, dass sie ihr gewohntes Verhalten verlassen und sich weiterentwickeln muss.

Phase 5: „Wie gehe ich damit um?“
Wenn der tiefste Punkt durchschritten ist und eine echte Wandlung sowohl rational wie auch emotional einsetzt, beginnt Phase 5, die Phase der **Anpassung**. Die Person beginnt, mit der Situation umzugehen, entwickelt vielleicht sogar neue Energie und Kraft und legt die Angst vor der Ver-

änderung weitestgehend ab. Auch weitere Tief- oder Rückschläge können sie nicht mehr aus der Bahn werfen, denn sie hat akzeptiert, dass sie die Ereignisse nicht beeinflussen kann – nur ihr Verhalten anpassen.

Phase 6: „Vielleicht hat es auch etwas Gutes."

Phase 6, die **Erkenntnis**, lässt die Person erkennen, dass sie die Veränderung meistern, ja sogar über sich hinauswachsen kann. Sie wird souveräner und fühlt sich emotional stabiler, erwirbt neue Fähigkeiten und Einsichten. Damit beginnt die Integration der Veränderung in den Alltag.

Phase 7: „Ich bin an der Veränderung gewachsen."

In der letzten Phase des Veränderungsprozesses, der **Integration**, hat die Person nicht nur das Unveränderliche, sondern auch ihre Reaktion darauf akzeptiert und ihr Verhalten den Gegebenheiten angepasst. Die Situation, die zu Beginn des Prozesses noch für Aufregung und Ablehnung gesorgt hat, ist mittlerweile selbstverständlicher Teil des eigenen Lebens geworden.

Der von uns vorgestellte Prozess zeigt: Bei einer Veränderung spielen eine Menge unterschiedliche, vielleicht sogar widersprüchliche Gefühle eine Rolle. Jedes Gefühl, das im Laufe eines solchen Anpassungs- und Veränderungsprozesses in Ihnen aufkommt, hat deswegen seine Berechtigung – auch Wut, Verzweiflung oder Ärger, Ablehnung und Nichtwahrhabenwollen. Denn Gefühle sind Hinweisschilder auf manchmal verborgene Bedürfnisse.

Übung: Wie man vom Gefühl zum Bedürfnis kommt
Wie bei der Übung zum aktiven Zuhören bereits erwähnt wurde, hören wir nicht immer genau das, was der andere uns sagen will. Aber nicht selten wird durch das Gesagte bei uns ein Gefühl ausgelöst. Wir interpretieren und bewerten häufig die Inhalte des Gesprächs.

Das Modell der „Gewaltfreien Kommunikation" nach Marshall Rosenberg geht davon aus, dass jedem Gefühl ein unerfülltes Bedürfnis zugrunde liegt. Im Umkehrschluss bedeutet das, dass die Gefühle, die ein anderer durch das Gesagte bei uns auslöst, uns darauf hinweisen, dass wir selbst ein Bedürfnis haben, das bisher nicht erfüllt wurde. Sind Bedürfnisse erfüllt, fühlen wir uns „gut", sind sie nicht erfüllt, fühlen wir uns „schlecht". Das Motto, das hier zugrunde liegt, ist: „Ich fühle, weil ich brauche ..."

Dabei ist es wichtig zu unterscheiden, dass wir selbst für unsere Gefühle beziehungsweise Bedürfnisse verantwortlich sind. Nichts, was andere tun, lässt uns etwas fühlen, sondern wir fühlen selbst. Gefühle können von den Handlungen anderer ausgelöst werden, sie werden aber nicht von anderen verursacht.

So kann der andere zum Beispiel zu mir sagen: „Ich mach schon die Wäsche, du brauchst dich nicht darum zu kümmern!"

Und ich könnte hören: Der denkt, ich kann nicht richtig waschen. In dem Moment fühle ich mich verärgert. Der Ärger ist vielleicht Hinweis auf das Bedürfnis, gesehen und ernst genommen zu werden oder auch den anderen zu unterstützen.

Die Ursache meiner Gefühle sind also meine erfüllten oder unerfüllten Bedürfnisse. Andersherum verursache ich auch nicht die Gefühle von anderen Menschen. Sich das bewusst zu machen, kann ungemein entlastend sein. Für eine gute Kommunikation sind nach Rosenberg vier Schritte notwendig:

1. Schritt (a): Eine klare Beobachtung ohne Interpretation und Bewertung machen (im Beispiel: *Er/Sie macht die Wäsche*)

2. Schritt (b): In der Kommunikation seine Gefühle erkennen und verstehen (im Beispiel: *Ich ärgere mich.*)

3. Schritt (c): Die Gefühle mit den Bedürfnissen in Verbindung bringen (im Beispiel: *Ich möchte ernst genommen werden.*)

4. Schritt (d): Anliegen formulieren, ohne Kritik und ohne Forderung (im Beispiel: *Ich bin verärgert, weil ich mich nicht ernst genommen fühle. Ich habe den Eindruck, dass du mit der Art, wie ich Wäsche wasche, nicht zufrieden bist. Ich würde mir wünschen, dich mit dieser/meiner Tätigkeit unterstützen zu dürfen.*)

Zusammengefasst ergibt die Übung folgende Reihenfolge: Wenn a, dann fühle ich mich b, weil ich c brauche. Deshalb möchte ich jetzt gerne d.

Was bedeutet Gewaltfreie Kommunikation?
Die Gewaltfreie Kommunikation ist ein Konzept des amerikanischen Psychologen Marshall B. Rosenberg, das Menschen ermöglichen soll, respektvoll und lösungsorientiert miteinander zu kommunizieren und so Konflikte im Beruflichen wie Privaten zu lösen. Sie wird vor allem von der gegenseitigen Wertschätzung geprägt, die einen zentralen Wert darstellt.
Rosenberg entwickelte das Konzept in den 1960er-Jahren im Zuge der Bürgerrechtsbewegung. Sein Konzept wurde im Laufe der letzten Jahrzehnte von verschiedenen Pädagoginnen und Psychologen weiterentwickelt und in unterschiedlichsten Zusammenhängen angewandt.

Welches Bedürfnis steckt hinter meinem Gefühl?

Bedürfnisse sind einerseits Wünsche oder das Verlangen nach etwas Materiellem oder häufiger Immateriellem, wie beispielsweise das Bedürfnis nach Sicherheit, Ruhe oder Harmonie. Gleichzeitig beschreibt ein Bedürfnis aber auch eine Notwendigkeit, also etwas, das man unbedingt zum Leben braucht. Wir setzen uns nicht gern mit unseren Bedürfnissen auseinander, denn sie implizieren, dass wir einen „Bedarf" haben oder „bedürftig" sind – beide Begriffe suggerieren Schwäche und Abhängigkeit.

Psychologisch gesehen sind Bedürfnisse jedoch vollkommen wertfrei zu betrachten. Menschen, die ein Bedürfnis nach Zuneigung haben, sind ja durchaus in der Lage, auch ohne dieses erfüllte Bedürfnis ihr Leben zu bestreiten. Sie sind aber zufriedener, wenn sie Zuneigung erfahren. Auch Bedürfnisse nach Entspannung oder Abwechslung, Einsamkeit oder Gesellschaft, Distanz oder Nähe sollten immer ernstgenommen werden. Es kommt vor, dass wir uns unsere Bedürfnisse untersagen, weil wir stark, unabhängig und eben nicht bedürftig wirken wollen. Tatsächlich sagen uns unsere Bedürfnisse aber sehr zuverlässig, was wir brauchen, um uns wohlzufühlen.

Bedürfnisse werden zu Gefühlen

Bedürfnisse, die nicht von uns beachtet werden, manifestieren sich in Gefühlen, die wir meist nicht sofort zuordnen oder verstehen können. So kann es passieren, dass wir auf ein Ereignis überraschend heftig reagieren und diese Reaktion selbst nicht nachvollziehen können. In diesen Fällen meldet sich unsere Bedürfniszentrale und versucht uns zu erklären: Achtung, hier gibt es ein Defizit. Kümmere dich um mich!

So kann es beispielsweise passieren, dass Sie jemanden gemütlich dasitzen sehen und Sie plötzlich traurig werden. Vielleicht hatten Sie selbst lange keine Pause mehr und sehnen sich danach, mal eine gemütliche Auszeit zu haben. In diesem Fall wäre die Trauer ein Hinweis auf das Bedürfnis nach einer Pause. Dabei kann bei jedem Menschen in derselben Situation ein sehr unterschiedliches Gefühl ausgelöst werden. Es kann auch sein, dass Sie wütend werden, während Sie einen anderen Menschen ausruhen sehen.

Für den Prozess der Krisenbegleitung bedeutet das: Jedes Gefühl ist in Ordnung, auch ein scheinbar unpassendes. Denn es zeigt Ihnen, wie es um Ihre eigenen Bedürfnisse bestellt ist.

Impuls: Eigene Bedürfnisse checken

Was brauche ich gerade? Zeit für mich oder Gesellschaft? Entspannung oder Aktivität? Selbst- oder Fremdfürsorge? ...
Halten Sie im Lauf des Tages immer mal wieder inne und fragen Sie sich, wonach Ihnen gerade ist. Wie geht es Ihnen körperlich? Wie geht es Ihnen seelisch? Was brauchen Sie jetzt gerade?

Ein Fallbeispiel

Salome kümmert sich seit der Erkrankung ihrer Lebensgefährtin Annika liebevoll um sie. Doch im Laufe der Zeit spürt sie, dass sie immer häufiger grundlos wütend auf ihre Freundin ist. Rational ist ihr klar, dass Annika nichts für ihre Hilfsbedürftigkeit und ihren Zustand kann. Trotzdem regen Salome immer häufiger Dinge auf: dass die Familie und der Freundeskreis ständig anrufen, um zu fragen, wie es Annika geht; dass Annika alle naselang Leute nach Hause einlädt, um sie zu sehen; dass die spezielle Ernährung, die Annika zu sich nehmen muss, Salome nicht schmeckt, sie aber trotzdem jeden Tag davon isst.
Salome setzt sich mit ihrer irrationalen Wut auseinander und geht dem Gefühl nach: Woher kommt meine Unzufriedenheit? Wieso bin ich ständig wütend auf Annika? Was liegt dahinter? Nach einer Weile wird ihr klar, dass ein grundlegendes Bedürfnis von ihr nicht mehr erfüllt wird: gesehen zu werden, eine Meinung zu haben, ebenfalls wichtig zu sein. Alles dreht sich seit der Diagnose um Annika. Keiner fragt Salome, wie es ihr geht oder was sie möchte.

Sie begreift, dass Annika für die Wut nichts kann, sondern dass das Gefühl durch ein nicht gestilltes Bedürfnis entsteht. Anstatt die Wut zu unterdrücken, wegzuschieben oder gar an ihrer Freundin oder dem Umfeld auszulassen, beschließt Salome, ihren Bedürfnissen in den kommenden Wochen mehr Raum zu geben. Sie verabredet sich mit Freunden außerhalb der Wohnung, holt sich Unterstützung bei der Pflege und Betreuung von Annika und besucht einen Tag lang eine Therme in der Nähe, wo sie sich von Kopf bis Fuß verwöhnen lässt. Zeitgleich stellt sie fest, dass sie viel seltener wütend auf Annika oder zornig über die Situation ist, in der sie alle stecken. Vielmehr findet sie es schade, die Erlebnisse nicht mit ihrer Freundin teilen zu können, und genießt die Zeit, die sie gemeinsam verbringen, mehr als vorher.

Energie tanken

Nicht immer haben Begleitende die Möglichkeit, sich einen halben Tag frei zu nehmen oder „einfach so" ihre Bedürfnisse zu erfüllen. Trotzdem müssen sie den Druck, der sich in ihnen durch die Nichterfüllung ihrer Bedürfnisse und das Ignorieren der eigenen Wünsche aufbaut, irgendwie wieder loswerden. Hier bieten sich unterschiedliche Methoden der Entspannung an, die leicht umzusetzen sind und von jedem praktiziert werden können:

- Progressive Muskelentspannung
- Autogenes Training
- Meditation

All diese Übungen helfen Ihnen dabei, die Gefühle in Ihrem Inneren zu beruhigen, sich auf sich selbst zu konzentrieren und Anspannung abzubauen. So nehmen Sie sich dringend benötigten Raum und senden ein wichtiges Signal an sich selbst: Ich bin wichtig. Meine Bedürfnisse zählen. Es ist dabei egal, ob Sie meditieren, Yoga oder einen langen Spaziergang machen oder sich eine heiße Badewanne einlassen. Jedes Mittel, das Sie dabei unterstützt, sich trotz der Herausforderungen bei der Krisenbegleitung als den wichtigsten Menschen Ihres Lebens zu behandeln, ist recht. Das ist kein Egoismus – das ist Selbstfürsorge.

Nicht selten, vor allem dann, wenn sich die Krise länger hinzieht, haben Begleitende das Gefühl, den Kontakt zu sich und ihren eigenen Bedürfnissen zu verlieren. Sie wissen schlichtweg nicht mehr, was sie bräuchten, damit es ihnen besser ginge und sie wieder zu Kräften kämen. Durch die Fremdbestimmung der Krise sind die Bedürfnisse so lange in den Hintergrund geschoben worden, dass sie sich irgendwann gar nicht mehr zu Wort melden – oder sich bemerkbar machen, aber nicht mehr als solche erkannt werden.

In diesen Fällen ist der erste Schritt, die Wahrnehmung langsam wieder auf sich selbst zu richten und die Sinne für sich selbst zu schärfen. Das kann eine Zeitlang dauern, denn so, wie man sich nach einer schlimmen Erkältung wieder ans Riechen und Schmecken gewöhnen muss, so darf sich die Psyche auch wieder daran gewöhnen, dass auf sie gehört wird. Kleine Wahrnehmungsübungen können helfen, sich Schritt für Schritt dem eigenen Selbst wieder anzunähern.

> *Große Notfälle und Krisen zeigen uns, um wie viel größer unsere vitalen Ressourcen sind als wir selbst annahmen.*
>
> William James, Psychologe und
> Begründer der Psychologie in den USA

Übung: Check-In am Morgen

Wir schlagen Ihnen folgende Wahrnehmungsübung direkt nach dem Aufwachen vor. Fragen Sie sich:

- Wie geht es mir?
- Wie geht es meinem Körper?
- Wie geht es meiner Psyche?
- Was fühle ich?
- Was brauche ich?
- Was will ich frühstücken?
- Was kann mir heute guttun?
- Was ziehe ich an, damit ich mich gut fühle?

Wer das Gefühl hat, fremdbestimmt zu sein, fühlt sich auch oft so, als würde er die Kontrolle über die eigenen Gedanken verlieren. Das Thema – vor allem, wenn es ein existenzielles ist – nimmt so viel Raum ein, dass der Kopf ein Eigenleben entwickelt. Große Teile des Tages verbringen wir im Autopiloten, sind mit der Verrichtung unserer Tätigkeiten beschäftigt oder im Geiste schon wieder bei den Aufgaben, die als Nächstes auf uns warten. Die Zwischenzeit füllen wir mit Erinnerungen an das Vergangene, indem wir Situationen (vor allem ärgerliche, besorgniserregende, verstörende) wieder und wieder vor dem inneren Auge ablaufen lassen. Das alles ist menschlich und nachvollziehbar. Aber auch das Gegenteil von Achtsamkeit.

Was ist Achtsamkeit?

Achtsamkeit, auf Englisch mindfulness, ist ein Konzept der buddhistischen Lehre. Sie beschreibt eine innere Haltung, die nicht nur allen Meditationen zugrunde liegt, sondern auch eine Lebenseinstellung darstellt.

Wer achtsam ist, nimmt bewusst den Moment wahr – körperlich wie mental. Er beschäftigt sich weder mit der Zukunft (und damit verbundenen Sorgen oder Ängsten) noch mit der Vergangenheit (und damit assoziierten Erlebnissen oder Erinnerungen), sondern richtet seine Aufmerksamkeit und seinen Fokus auf das Hier und Jetzt, ohne etwas zu bewerten, zu analysieren oder verstehen zu wollen.

Eine achtsame Grundhaltung im Leben sorgt nicht nur dafür, dass wir uns weniger über „Kleinigkeiten" aufregen, sie erlaubt uns auch, bei uns zu bleiben und unsere Gefühle und Gedanken zwar wahrzunehmen, sie aber nicht überzubewerten oder uns damit zu identifizieren. Stattdessen ermöglicht Achtsamkeit, sich von den inneren Denk- und Gefühlsmustern zu distanzieren und eine rein beobachtende Haltung einzunehmen.

Aus Studien weiß man, dass mithilfe einer achtsamen Haltung das Wohlbefinden gesteigert werden kann. Selbst kleine, regelmäßig durchgeführte Achtsamkeitsübungen sorgen bereits für mehr Gelassenheit und Ruhe. Das Gehirn, die Gedanken und die Gefühle haben für einen kleinen Moment Pause.

Einfache Achtsamkeitsübung

Achtsamkeit können Sie zu jederzeit im Alltag üben. Versuchen Sie sich bei dem, was Sie gerade tun, voll und ganz darauf zu konzentrieren.

- Wenn Sie gerade essen, dann nehmen Sie bewusst wahr, wie es schmeckt, wie sich Ihr Mund, Ihre Zunge, Ihre Zähne anfühlen.

- Wenn Sie gerade sitzen, dann nehmen Sie wahr, wie es Ihnen jetzt gerade geht, wie sich Ihr Körper anfühlt.

- Wenn Gedanken kommen, dann lassen Sie sie ziehen. Versuchen Sie, nicht an Gedanken zu hängen. Stellen Sie sich vor, dass sie an Ihnen vorbeiziehen, wie Wolken im Himmel.

Sie können auch achtsam atmen. Wenn Sie bewusst auf Ihren Atem achten, können Sie zu sich selbst sagen: Beim Einatmen bin ich mir bewusst, dass sich meine Bauchdecke hebt. Beim Ausatmen bin ich mir bewusst, dass sich meine Bauchdecke senkt. Konzentrieren Sie sich eine Weile nur auf Ihren Atem. Wenn Ihnen etwas schwindelig wird, dann atmen Sie in drei Zügen ein und in vier Zügen wieder aus. Versuchen Sie langsam und entspannt zu atmen.

So kommen Sie zur Ruhe und durch die Entspannung Ihres Atems kann sich auch Ihr Körper entspannen. Sie werden Stress los und regenerieren.

Den Alltag meistern

Gerade in einem vollgepackten Alltag, der vor Aufgaben, die erledigt werden wollen, nur so strotzt, verlieren wir oft den Blick fürs Positive. Wir arbeiten nur noch die To-do-Liste ab, die sich aber wie durch Zauberhand immer wieder aufs Neue füllt. So fühlt man sich schnell wie in einem Hamsterrad: Kaum ist mit großer Kraftanstrengung ein Teil der Liste erledigt, wartet auch schon die nächste Aufgabe und das Spiel geht von vorne los: putzen, kochen, mit dem Hund spazieren gehen, die Betten frisch beziehen, mit der Krankenversicherung telefonieren, die Steuererklärung machen ... Das sind für die meisten Menschen keine Tätigkeiten, auf die sie sich mit Begeisterung stürzen. Stattdessen werden sie lustlos ausgeführt, vielleicht sogar aufgeschoben, womit sie allerdings noch viel größer und nerviger werden.

Wenn es gelingt, den Fokus auf das positive Ergebnis zu lenken, statt die Gedanken in Dauerschleife um die Unlust oder den Ärger kreisen zu lassen, sorgt das für eine große Erleichterung. Viele Menschen können sich mit dem Erledigen des Haushalts deswegen arrangieren, weil sie sich auf das Ergebnis freuen: Die Wohnung glänzt, die Wäsche ist gewaschen. Auch die Zubereitung einer Mahlzeit kann mehr Zufriedenheit auslösen, wenn man sich dafür Zeit nimmt und sie mit Liebe zubereitet, anstatt gestresst ein paar x-beliebige Zutaten in den Topf zu werfen. Denn die Achtsamkeit und Wertschätzung, die wir unseren Tätigkeiten entgegenbringen, bekommen wir wieder zurück. Ein liebevoll zubereitetes Essen sorgt für ein besseres Gefühl als ein hastig reingestopftes Butterbrot.

Natürlich ist uns bewusst, dass all diese Vorschläge Zeit erfordern – Zeit, die viele Begleitende nicht mehr haben (zumindest denken sie das). Wir glauben daher, dass es von essenzieller Bedeutung ist, sich so viel Hilfe wie möglich zu holen, und zwar eben da, wo es für die Begleitenden und die Betroffenen notwendig ist:

- Häuslicher Pflegedienst
- Putzkraft oder Haushaltshilfe
- Essen oder Kochboxen bestellen
- Lebensmittel im Online-Supermarkt einkaufen und liefern lassen
- Freunde und Familie um Unterstützung bitten
- Kinderbetreuung
- psychologische/therapeutische Beratung und Betreuung

Das sind nur ein paar Beispiele, die jedoch in Zeiten der Krise für Erleichterung sorgen können. Nicht alles kann und soll von anderen Menschen übernommen werden – doch das, was geht, darf ohne schlechtes Gewissen abgegeben werden. Das ist echte Selbstfürsorge.

Ein Fallbeispiel

Erika hat ihre pflegebedürftige Mutter nach einem Schlaganfall zu sich nach Hause genommen. Am Anfang klappt es noch recht gut, doch mit der Zeit stellt Erika fest, dass ihr gesamter Alltag nur noch von der Pflege ihrer Mutter bestimmt wird. Auch die Beziehung zu ihrem Mann leidet, doch Erika kann sich einfach nicht dazu durchringen, ihre Mutter in ein Heim zu geben. Außerdem kommt es ihr falsch vor, sich externe Hil-

fe zu holen. Immerhin ist sie ja in der Lage, ihre Mutter morgens zu duschen und anzuziehen – was soll ein Pflegedienst da bringen?
Die Situation spitzt sich zu, Erika ist immer häufiger gestresst. Auf Anraten einer Freundin beantragt sie schließlich bei der Krankenkasse Unterstützung. Bald schon kommt einmal am Tag eine Pflegerin, die sich um die Grundversorgung der Mutter kümmert und Erika vor allem die für sie unangenehmen Aufgaben wie Körperhygiene abnimmt. Erika merkt, wie sehr sie das entlastet – und überprüft ihren Alltag auf weitere Möglichkeiten, wie sie sich entlasten kann. Eine Freundin der Mutter bietet auf Erikas Nachfrage an, an einem Abend in der Woche vorbeizukommen und auf die Mutter aufzupassen, damit Erika einen Abend für sich haben und auch mal wieder ins Kino gehen kann.

Nur weil man in der Lage ist, bestimmte Tätigkeiten durchzuführen, bedeutet das nicht, dass man sie auch durchführen sollte oder müsste. Sie schneiden sich ja auch (vermutlich) nicht selbst die Haare! Vielleicht macht ein Steuerberater Ihre Buchhaltung? Und beim Ölwechsel unterstützt Sie doch sicher auch eine Werkstatt, oder? All diese Dinge könnten Sie mit großer Wahrscheinlichkeit und etwas Geduld auch selbst. Aber würde es Ihnen auch entsprechen? Täte es Ihnen gut? Oder ist es für Sie angenehmer, diese Aufgaben an andere abzugeben?

Hilfe wartet an jeder Ecke – doch leider scheuen sich viele, diese auch in Anspruch zu nehmen. Wer Hilfe beansprucht, ist von anderen abhängig und wird unflexibel, denken manche. Andere sind der Meinung, dass sie damit beweisen, es nicht allein schaffen zu können oder es sich leicht machen zu wollen. Dazu können wir nur sagen: Warum darf es denn nicht manchmal auch „leicht" sein? Warum muss es schwer und quälend sein?

Wird es dadurch besser oder leichter zu ertragen? Ist es wirklich so wesentlich, seine eigentlichen Bedürfnisse hinter einem vermeintlich besseren Selbstbild zu verbergen, in der Erwartung von Anerkennung von außen, Liebe und Lob, ein guter Mensch, ein gutes Kind, eine gute Partnerin oder ein guter Partner zu sein? Dies bleibt meist aus und ist – im Außen angesiedelt – nur von kurzer Dauer, muss ständig wieder eingeholt werden.

Hilfe aktiv einzufordern oder um Unterstützung zu bitten, ist keine Kapitulation oder Unfähigkeitserklärung, sondern ein bewusster Akt der Selbstfürsorge. In einer Krise Begleitende sollten sich nicht scheuen, Hilfsangebote zu prüfen und anzunehmen, wenn sie sie dabei unterstützen, die Krise besser zu überstehen.

Übung: Mein Tag

Machen Sie sich bewusst, was Sie alles an einem Tag leisten.

- Überlegen Sie sich, was Sie abgeben können, was Sie eventuell terminieren können und was dringend gleich erledigt werden muss. Beachten Sie dabei, dass der Tag insgesamt 24 Stunden hat.

- Teilen Sie sich den Tag so ein, dass Sie Zeit zum Regenerieren, Zeit für sich und Zeit für das übrig haben, was Ihnen wichtig ist. Es ist kein erfülltes Leben, wenn Sie immer im Funktionsmodus sind – und das werden Sie auf Dauer auch nicht durchhalten.

Das Gefühl, alles in der eigenen Hand zu behalten und nichts abzugeben, kann eine große Bestätigung für uns sein. Wir meinen, es „im Griff“ zu haben und ziehen Genugtuung aus dem Respekt und der Bewunderung anderer für unser Tun. „Wie schaffst du das nur alles?“, werden wir manchmal gefragt und sonnen uns (bei aller demonstrierten Bescheidenheit) in der Anerkennung.

Das sorgt dafür, dass wir uns bei nächster Gelegenheit noch mehr aufhalsen – einerseits, um noch etwas von dem guten Gefühl zu bekommen, andererseits, weil wir es bislang ja so locker und leicht haben aussehen lassen, da wollen wir doch jetzt nicht kapitulieren, wenn der Kindergarten anfragt, ob wir bei der Sommerfest-Organisation helfen und achtzig Papierkraniche falten können. Und so schaufeln wir eine Aufgabe nach der anderen auf unsere To-do-Liste, ackern ohne Unterlass und geraten in Stress, weil wir nur noch für das Außen unsere Fähigkeiten als Superfrau oder Supermann unter Beweis stellen, aber alle Hilferufe aus dem Inneren ignorieren. Darunter leiden wir langfristig nicht nur selbst, darunter leidet auch unsere Bereitschaft, uns auf die Betroffenen tatsächlich einzulassen und für sie da zu sein. In einer Krise zu begleiten, bedeutet nicht, sich alles aufzubuckeln, was anfällt. Es bedeutet, für die Betroffenen wirklich da zu sein, ihnen an entscheidenden Stellen den Rücken freizuhalten und vor allem Zeit mit ihnen zu verbringen.

Dafür dürfen Begleitende auf ihr Wohlergehen und auf ein Dasein jenseits der Krise achten. Sie sollen ihr eigenes Leben nicht beenden oder sich daraus zurückziehen, sondern weiterhin ihre Interessen verfolgen. Tun sie das nicht, werden sie eines Tages die Anspannung nicht mehr ertragen.

Übung: Anspannung spüren

- Nehmen Sie einen beliebigen mittelschweren Gegenstand in die Hand und strecken Sie den Arm aus.

- Halten Sie Ihren Arm ausgestreckt nach vorn, solange Sie können. Spüren Sie die Anspannung in den Muskeln? Vielleicht wird Ihr Arm mit der Zeit schwer und fängt an zu zittern. Irgendwann meinen Sie, es nicht mehr aushalten zu können – alles tut weh!

- Nehmen Sie diesen Schmerz bewusst wahr und machen Sie sich klar, dass eine Krisenbegleitung unter Anspannung nichts anderes als ein ausgestreckter Arm ist: Die Muskeln verkrampfen, der Arm fängt an zu zittern, Ihre Kräfte schwinden, der Schmerz breitet sich überall aus.

- Alles konzentriert sich auf den Gegenstand in Ihrer Hand und die Qualen, die Sie erleiden. Wenn Sie nicht lernen, loszulassen und für Regeneration zu sorgen, werden Sie den Gegenstand in der Hand – im übertragenen Sinn den Betroffenen – nach einer gewissen Zeit fallen lassen müssen.

Für Entlastung sorgen

Schaffen Sie sich Platz und räumen Sie Ihren Bedürfnissen Raum ein. Vielleicht suchen Sie sich eine Selbsthilfegruppe oder Kontakt zu anderen Menschen, die eine Krise begleiten. Oder Sie treffen eine Therapeutin oder einen Coach, der Sie berät und Ihnen hilft, gut auf sich zu achten. Rufen Sie Menschen an, die Ihnen nahestehen, und bitten Sie sie um ein offenes Ohr. Es ist in Ordnung, die ganze Welt und das eigene Schicksal von Zeit zu Zeit zu verfluchen und im Selbstmitleid vergehen zu wollen, es ist vor allem menschlich. Sie müssen das nicht alles allein schaffen! Niemand ist dazu verpflichtet, sein eigenes Wohl hinter das eines anderen zu stellen. Sich Hilfe zu holen, ist keine Schwäche, sondern eine Stärke! Kleine Erleichterungen sind ein Zeichen von Selbstliebe. Das Leben muss nicht immer schwer sein. Niemandem ist geholfen, wenn Sie an der Krise, die Sie eigentlich nur begleiten, zugrunde gehen. Sorgen Sie daher für sich – egal ob das bei anderen gut ankommt oder nicht.

Es ist eine große Kunst, sich gerade in einer schwierigen Zeit etwas zu gönnen. Wir sind so darauf getrimmt, durchzuhalten und keine Pause einzulegen, dass wir es beinahe verlernt haben, schöne Momente zu genießen, unsere Triumphe zu feiern und uns für harte Arbeit zu belohnen.

Impuls: Mein Geschenk an mich

In einer schwierigen oder herausfordernden Zeit dürfen Sie sich noch mehr als sonst fragen, was Ihnen gerade guttun würde. Ist es ein neues Kleid, das Sie sich leisten? Oder ein Wochenende im Grünen? Ein schönes Abendessen in Ihrem Lieblingsrestaurant? Fassen Sie einen Plan, treffen Sie einen Entschluss und freuen Sie sich auf das Ereignis, das Ihren Alltag unterbrechen und für eine schöne, entlastende Zäsur sorgen wird.

> *Dein Herz führt dich besser durch die Krise als deine Augen.*
>
> Marcel Baumert, Autor

Ein Fallbeispiel

Marias Tochter Friederike steckt in einer Krise: Sie findet nach der Promotion einfach keine Stelle. Überqualifiziert für die einen Ausschreibungen, zu wenig Berufserfahrung für die anderen. Die Familie bekommt die Schwierigkeiten mit und beginnt, sich einzumischen. Einige kommen mit Vorwürfen („Der Doktortitel war eine blöde Idee!"), andere mit ungebetenen Vorschlägen („Dann geh doch ins Ausland. Da suchen sie Deutsche.") und manche werden sogar übergriffig, wie Marias Schwester Hilde. Sie schickt Maria und Friederike fortwährend Artikel aus dem Internet und leitet Stellengesuche weiter. Natürlich hat sie keine Ahnung von Friederikes Expertise und empfiehlt daher ständig Jobs, die für Frederike niemals in Frage kämen. Schließlich beginnt Hilde sogar, Maria Vorhaltungen zu machen, sie habe ihrer Tochter zu viel durchgehen lassen bei der Studien- und Berufswahl.

Maria steht unter gewaltigem Druck. Nicht nur sorgt sie sich sehr um die Zukunft ihrer Tochter, die ständigen Einmischungen zehren außerdem an ihren Nerven. Als die Schwester auch auf mehrfaches Bitten hin nicht aufhört, Stellenausschreibungen weiterzuleiten, beginnt Maria damit, sich sukzessive zurückzuziehen. Sie geht Hilde aus dem Weg und lässt zu, dass der Kontakt nach und nach einschläft.

Die Erwartungshaltung der anderen

Erwartungen von außen sind wie Gewichte, die den ausgestreckten Arm aus der Übung (siehe Seite 100) zusätzlich belasten. Es wird umso schwerer, die Anspannung aufrechtzuerhalten, je mehr Erwartungen daran hängen. Es gibt verschiedene Möglichkeiten, mit den Erwartungshaltungen und Einmischungen anderer umzugehen:

- annehmen und für wahr halten
- analysieren und teilweise übernehmen
- abprallen lassen oder ignorieren
- abgrenzen und kommunizieren
- wertschätzen, aber nicht annehmen

Dabei ist es Typsache, welche Möglichkeit gewählt wird. Einigen Menschen fällt die innerliche Abgrenzung leichter als die äußere – auch aus der Sorge heraus, dem Umfeld mit ihrer klaren Haltung auf die Füße zu treten, als undankbar oder beratungsresistent zu gelten. Andere müssen sich zuerst nach außen hin abgrenzen, um innerlich eine Haltung zu entwickeln. Diese Menschen ziehen lieber äußere als innere Grenzen. Wir haben schon erlebt, dass Personen in einer Krise eine regelrechte Elefantenhaut entwickeln, die sie vor allen Einflüssen und Einmischungen schützen soll. Es passiert jedoch nicht selten, dass in einer Krise Begleitende sehr zart besaitet, ja sogar dünnhäutig werden. Das alles hängt vom Charakter des Menschen und seinem individuellen Umgang mit der Situation ab.

Übung: Umgang mit den Erwartungen von anderen

Welche Erwartungen werden – implizit oder explizit – an Sie gestellt?

- Nehmen Sie ein Blatt Papier und schreiben Sie Ihren Namen in die Mitte. Um den Namen herum schreiben Sie die Namen aller Menschen auf, die Ihnen nahestehen.

- Formulieren Sie im nächsten Schritt, welche Erwartungen an Sie von diesen Personen in der vergangenen Zeit formuliert wurden. Das können offen gestellte Ansprüche („Du kannst doch jetzt nicht in den Urlaub fahren!“) oder auch subtile Unterstellungen („Ich an deiner Stelle würde im Job etwas kürzertreten.“) sein. Möglicherweise sind es auch nur Schlagwörter, die Sie aufschreiben.

- Sie haben nun eine Aufzählung all der Erwartungen erstellt, die an Sie gerichtet werden oder die Sie aus den Aussagen Ihres Umfelds interpretieren.

- Überlegen Sie im nächsten Schritt, was Ihre Einstellung zu den Sätzen oder Schlagwörtern ist. Stimmen sie mit Ihrer Gefühlslage und Ihren Überzeugungen überein? Oder stellen Sie fest, dass sie nicht den Grundsätzen entsprechen, nach denen Sie leben möchten? Machen Sie einen Haken hinter alle Sätze und Begriffe, deren Inhalt Sie teilen. Sie brauchen sich damit nicht mehr auseinanderzusetzen.

- Die restlichen Erwartungen schreiben Sie auf ein separates Blatt. Untersuchen Sie sie nacheinander und überlegen Sie, wie Sie sie erfüllen können, ohne sich selbst dabei hintanzustellen.

Die eigenen Bedürfnisse nach außen tragen

Wer seine Grenzen kennt und dafür Sorge tragen möchte, dass sie nicht ständig übertreten werden, der kommt nicht darum herum, mit seinem Umfeld über seine Bedürfnisse und Wünsche zu sprechen. Das fällt häufig nicht leicht – zu groß ist die Sorge, das Gegenüber durch die Absage zu verletzen. Gleichzeitig ist jedes Nein an andere ein Ja zu Ihnen. Zudem kommen viel mehr Menschen mit einer klaren Haltung zurecht, als man es im ersten Moment vielleicht glaubt. Wertschätzende Formulierungen helfen außerdem dabei, den anderen nicht vor den Kopf zu stoßen.

Hier einige Beispiele:

- Vielen Dank, dass du dir so viel Mühe gemacht hast. Tatsächlich wärst du mir eine noch viel größere Hilfe, wenn ...

- Ich weiß zu schätzen, dass du dich um meine Bedürfnisse kümmern möchtest. Gleichzeitig brauche ich gerade keine Unterstützung und melde mich, wenn sich das ändert.

- Es freut mich, dass du Anteil nimmst. Ich weiß jedoch, was gut für mich ist, und möchte dich darum bitten, mir keine weiteren Ratschläge mehr zu geben, bis ich aktiv danach frage.

Übung: Die eigenen Grenzen kennenlernen

Gehen Sie in Gedanken die Hilfsangebote, Ratschläge und Einmischungen durch, die Ihnen in Ihrer Situation bereits entgegengebracht wurden. Sie können sie auch auf ein Blatt Papier schreiben und sich daneben Ihre Antworten auf folgende Fragen notieren:

- Haben Ihnen diese Angebote Entlastung verschafft oder Sie eher unter Druck gesetzt?
- Sind sie Ihnen zu nahegekommen oder waren sie zu weit weg, um Ihnen tatsächlich eine Hilfe zu sein?
- Wenn Sie mögen, verteilen Sie neben jedem Angebot Noten von 1 (unterstützend, nützlich, hilfreich) bis 6 (grenzüberschreitend, nutzlos, übergriffig).

So lernen Sie Ihre Grenzen kennen und finden heraus, wie es um Ihre inneren wie äußeren Grenzen bestellt ist.

Es fällt schwer, Hilfe abzulehnen, da man sich dabei häufig undankbar fühlt. Wir sind aber der Meinung: Schaffen Sie sich nicht noch ein weiteres Problem – Sie haben schon genug um die Ohren, wenn Sie gerade durch Ihre Krisenbegleitung eine schwierige Zeit durchmachen. Viele Menschen meinen es nur gut, aber wie heißt es so schön? „Das Gegenteil von gut ist gut gemeint." Sie müssen ja nicht gleich jeden vor den Kopf stoßen, um ihn mit seinen Ratschlägen oder Handlungen auf Abstand zu halten.

Wie wäre es stattdessen, wenn Sie eine Liste mit all den Dingen schreiben würden, um die sich wirklich jemand anderes kümmern könnte? Behördengänge, Einkäufe, Haushalt, Fahrdienste ... Es gibt vieles, was man abgeben kann, wenn man es denn möchte. Allerdings scheitert es häufig genau daran: Man denkt, dass niemand anderes es so gut machen kann wie man selbst. Und so wird die Belastung immer größer und die To-do-Liste immer länger, während die Zeit für sich selbst auf ein Minimum schrumpft.

Lernen Sie zu delegieren. Gut möglich, dass das Ergebnis nicht genau so ist, wie wenn Sie es selbst erledigt hätten. Aber Sie sind ja in keinem Wettbewerb. Es kann außerdem ein richtiggehendes Aha-Erlebnis sein, sich von den eigenen Ansprüchen zu distanzieren und zu erleben, dass andere es auch gut machen. Möglicherweise sogar besser oder einfach anders.

Loslassen lernen ist ein zentraler Punkt bei der Krisenbegleitung. Und so wichtig, um sich selbst in diesem schwierigen, vielleicht auch schmerzhaften Prozess nicht zu verlieren. Üben Sie es bei jeder sich bietenden Gelegenheit. Legen Sie die Erwartungen ab, dass andere es genauso wie Sie machen müssen. Lassen Sie sich helfen und belohnen Sie sich mit freigewordener Zeit, die Sie mit sich oder dem Betroffenen verbringen können.

> *Wünsche dir nicht, dass es einfacher wird. Wünsche dir, dass du stärker wirst.*
>
> Jim Rohn, Unternehmer und Motivationstrainer

Übung: Klarheit bei Überforderung finden

Manchmal fällt es sehr schwer, den Wald vor lauter Bäumen zu sehen. Jeder kennt das: Die Aufgabe scheint überwältigend groß, beinahe erdrückend und keine Erleichterung ist in Sicht. Immer dann, wenn Sie das Gefühl haben, von der Krise selbst überrollt zu werden, empfehlen wir Ihnen, sich bewusst und in aller Ruhe mit den Anforderungen auseinanderzusetzen.

- Notieren Sie auf einem Blatt alle Anforderungen und Aufgaben – lassen Sie nichts aus, sogar „Spülmaschine ausräumen" gehört dazu.

- Wenn Sie damit fertig sind, lassen Sie die Liste oder die Mindmap eine halbe Minute auf sich wirken. Ihnen wird sicher schnell klar, warum Sie sich gerade so überfordert fühlen: Es ist einfach alles zu viel.

- Nehmen Sie sich nun drei farbige Stifte und umkreisen Sie in einer Farbe all die Aufgaben und Anforderungen, die Sie an jemand anderen abgeben können, beispielsweise an einen Freund oder einen externen Dienstleister. Mit der zweiten Farbe umkreisen Sie alle Begriffe, die eine niedrigere Priorität haben. In der dritten Farbe umkreisen Sie alle Aufgaben, die die höchste Priorität haben.

- Schreiben Sie alle Anforderungen der höchsten Priorität in eine Liste, in der Sie nach Wichtigkeit sortieren: Unverzichtbares an den Anfang, weniger Wichtiges weiter nach hinten. Auf der Rückseite des Blattes ordnen Sie die Begriffe der niedrigeren Priorität nach demselben Prinzip.

- Im nächsten Schritt delegieren Sie alle Aufgaben und Anforderungen, die ein anderer erfüllen kann. Bitten Sie aktiv um Hilfe, ohne sich zu schämen oder schlecht zu fühlen, beauftragen Sie Dienstleister oder bitten Sie jemand anderen, sich darum zu kümmern.

- Dann arbeiten Sie Ihre Prioritäten-Liste von oben (unverzichtbar) bis unten (weniger wichtig) ab, erst danach machen Sie mit der Rückseite weiter.

Die Aufgaben einmal tatsächlich schwarz auf weiß vor sich stehen zu haben, wird Ihnen helfen, sie aus Ihrem Kopf zu befördern, wo sie unentwegt für innere Unruhe sorgen. Zudem beginnen Sie mit der Bearbeitung der Aufgaben und sorgen so dafür, dass der große Berg zumindest ein bisschen kleiner wird.

Bekanntermaßen gewöhnt sich der Mensch an fast alles – so auch an Belastungen. Deshalb denken Begleitende häufig: So schlimm ist es noch nicht, ich halte es schon noch ein Weilchen aus. Es ist aber nicht erstrebenswert, seine Leidensfähigkeit in die Unendlichkeit auszudehnen. Wie bei einem Gummiband, das immer weiter und länger gezogen wird, bis es irgendwann reißt, wird auch die seelische Stabilität schwächer. Mit Ihrer psychischen wie physischen Kraft und Energie verhält es sich genauso: Wenn Sie sie überstrapazieren, Ihre Grenzen nicht wahren und nicht für Ihr eigenes Wohl sorgen, werden Sie sich eines Tages völlig überfordert und ausgebrannt fühlen.

Übung: Meine Wunschliste
Schreiben Sie eine Wunschliste! Was würde Ihnen wirklich guttun? Ein Abend für sich? Eine Nacht durchschlafen? Ein Frühstück im Café? Ein Wochenende rauskommen? Verschriftlichen Sie Ihre Träume und machen Sie sich bewusst, was Sie brauchen, um sich wohlzufühlen. Überlegen Sie anschließend, welchen Traum Sie diese Woche noch in Erfüllung gehen lassen können und welche Träume Sie mittel- oder langfristig Wirklichkeit werden lassen. Notieren Sie, welche konkreten Hilfen und Unterstützungsangebote Sie in Anspruch nehmen wollen, damit sich Ihre Wünsche erfüllen. Seien Sie so konkret wie möglich dabei!

Richtig kommunizieren: Wie sage ich es?

Unsere Beobachtungen aus unserem privaten Umfeld, aber auch aus der Praxis zeigen, dass Betroffene und Begleitende in der Regel viel zu wenig miteinander kommunizieren. Zwar meinen alle Beteiligten, zu wissen, was für den anderen gut ist, doch treffen diese Annahmen in den seltensten Fällen zu. Das hat auch damit zu tun, dass viele Menschen sich eben nicht trauen, Themen wie Krankheit, Tod, Niederlagen oder Krisen anzusprechen.

Es gibt jedoch Mittel und Wege, wie Menschen miteinander kommunizieren können, ohne sich gegenüberzusitzen und zu reden. Ein Brief kann eine wunderbare Möglichkeit sein, die eigenen Gedanken festzuhalten und dem anderen mitzuteilen. Wir kennen Paare, die ihre Beziehungsprobleme ausschließlich per Mail lösen, weil ihnen eines Tages klar wurde, dass sie auf diesem Weg heftige Streitgespräche und unzählige Missverständnisse vermeiden können. Ein großer Vorteil des geschriebenen Wortes ist ja, dass man die Zeilen auch ein, zwei Tage liegenlassen und noch einmal überarbeiten kann, bevor man sie an den anderen abschickt.

Auch ein Mediator oder neutraler Dritter kann bei einem schwierigen Gespräch unterstützen oder zwischen den Parteien vermitteln. Gleich welcher Weg gewählt wird: Ein offener, ehrlicher Austausch, in dem alle Beteiligten ihre Wünsche und Bedürfnisse kommunizieren, sollte in jedem Fall gepflegt werden. Wir empfehlen zu diesem Thema auch Maja Günthers Podcast-Folge „Wertschätzende Worte“.

4 Aktiv unterstützen, ohne sich selbst zu verlieren

Wie kann es mir als Begleitendem gelingen, verständnisvoll und tatsächlich hilfreich durch eine Krise zu begleiten? Der erste Schritt ist, sich sachlich und neutral zu informieren.

Ein Fallbeispiel
Als Lars erfährt, dass sein Vater aufgrund einer akuten Lungenembolie nicht aus seinem Chinaurlaub zurückkehren kann, sondern sich im Krankenhaus in Shanghai befindet und unklar ist, wie es ihm geht, ist er zunächst verzweifelt. Er kann mit seinem Vater nicht sprechen, China ist außerdem zu weit weg und hat komplizierte Einreisebestimmungen, sodass Lars nicht einfach in den nächsten Flieger steigen kann.
Um seiner Gedanken Herr zu werden und die aufsteigende Panik in den Griff zu bekommen, wendet sich Lars an einen befreundeten Arzt. Von ihm lässt er sich erklären, was eine Lungenembolie eigentlich ist, wie eine Behandlung und Genesung aussehen und welche konkreten Schritte von Deutschland aus in die Wege geleitet werden können. Dieses Telefonat hilft ihm, sich zu beruhigen und die Lage einzuschätzen. Er fühlt sich besser informiert und hat eine ungefähre Vorstellung davon, was in den nächsten Wochen auf seinen Vater und ihn zukommen wird. Dieses Wissen unterstützt ihn dabei, seinen Vater in der Krise zu begleiten und selbst stabil zu bleiben.

In dem Moment, in dem die Krise einsetzt, fällt es häufig schwer, realistisch und ruhig zu bleiben. Die hochkochenden Gefühle, die Sorgen und Katastrophenszenarien, die wir uns im Geiste ausmalen, entsprechen aber oft nicht der Realität. Deshalb kann es helfen, eine neutrale Bestandsaufnahme zu machen. Menschen, die von der Krise weder direkt noch indirekt betroffen sind, können hier gute Ansprechpartner sein, aber auch Experten und professionelle Helfer, weil sie den Blick aufs Positive und die Chancen aus der Krise nicht verlieren.

Ziel der Informiertheit ist, Objektivität in eine auf den ersten Blick subjektive Situation zu bringen und besser mit negativen Gefühlen der Betroffenen umgehen zu können. Gerade bei Sucht- oder psychischen Erkrankungen kann es auch helfen, Verhaltensweisen der Betroffenen als Begleitende nicht persönlich zu nehmen, weil man beispielsweise weiß, dass Rückfälle kein Zeichen fehlender Wertschätzung sind, sondern zum komplexen Krankheitsbild der Sucht dazugehören.

Begleiten bei spezifischen psychischen Störungen

Es gibt Voraussetzungen, die es für nahestehende Personen schwerer machen, Krisen zu begleiten. Meist sind das vorbestehende Konstellationen und Krankheitsbilder. Abhängigkeit an sich ist ein schlechter Begleiter. Sie kann interpersonell, also zwischen Betroffenen und Begleitenden, emotional, wirtschaftlich und finanziell entstehen oder vorhanden sein (siehe auch Helfersyndrom und Co-Abhängigkeit). Aber auch innerpsychisch können vor allem psychiatrische Erkrankungen das Begleiten einer betroffenen Person erschweren bis unmöglich machen. Wichtig ist dabei immer, Grenzen zu erkennen und professionelle ärztliche und therapeutische Hilfe und Beratung zu suchen.

Zu den besonders schweren und komplexen Krankheitsbildern gehört zum Beispiel die Borderline-Störung. Neben starken, unberechenbar scheinenden emotionalen Schwankungen und zum Teil nicht realitätsbezogenen Polarisierungen, Bewertungen und oft Abwertungen spielen hier Suizidalität und selbstschädigendes Verhalten eine schwierige Rolle. Die Helfenden werden in Fällen mit hohem appellativem Charakter, das heißt, wenn die suizidgefährdeten Personen ihre Verzweiflung und ihr Vorhaben drastisch nach außen hin deutlich machen, immer wieder hilflos und ohnmächtig zurücklassen.

Das gilt auch bei Essstörungen und Suchterkrankungen, die bei nahestehenden Personen Phänomene wie Co-Abhängigkeit verstärkt hervorrufen. Demenz und Erkrankungen wie Depressionen oder Psychosen verkomplizieren die Situation, da es beim Betroffenen zu erheblichem Verlust des Realitätsbezuges kommen kann und er Wesen und Tragweite der eigenen Situation nicht mehr zu erfassen vermag. Hier kann die Geschäftsfähigkeit sowie die Kompetenz, selbst umfassend kritisch zu denken, zu urteilen und Entscheidungen zu treffen, erheblich beeinflusst sein.

Das kann im Sinne einer erheblichen Funktionsstörung des Gehirnes auch im Rahmen körperlicher Erkrankungen auftreten. Hier ist professionelle Hilfe unerlässlich: für den Betroffenen und den Helfenden – bis hin zur Einrichtung einer gesetzlichen Betreuung.

Wenn eine Person aufgrund einer Erkrankung und Funktionsstörung des Gehirns nicht mehr in der Lage ist, sich um ihre Belange zu kümmern und ihre Situation kritisch zu beurteilen, kann von jeder Person beim örtlichen Vormundschaftsgericht eine gesetzliche Betreuung angeregt werden. Das Vormundschaftsgericht wird dann mithilfe von ärztlichen Gutachten über einen entsprechenden Betreuungsbedarf entscheiden.

Eine Betreuung ist nicht gleichzusetzen mit einer Entmündigung und kann in verschiedenen Bereichen eingesetzt werden (unter anderem medizinische Versorgung und Finanzen). Die gesetzliche Betreuung kann angeregt werden, wenn keine entsprechenden Vorsorgevollmachten vorhanden sind. Jede Person kann eine Betreuung übernehmen. Der Betreuer wird dem Betroffenen „zur Seite gestellt“ und vertritt seine Interessen. Der Betreuungsbedarf wird in regelmäßigen Abständen durch das Vormundschaftsgericht überprüft und bei Bedarf verlängert.

Gerade wenn die Betreuung aber durch Angehörige oder dem Betroffenen nahestehende Personen erfolgt, bietet sich eine Vorsorgevollmacht an, die der Betroffene dem oder den Bevollmächtigten – im Idealfall schon im Vorfeld – erteilt. Der Vorteil ist zum einen, dass der Betroffene eine Person seines Vertrauens wählen kann, die ihn vertritt, wenn er es nicht mehr vermag. Zum anderen hilft eine Vorsorgevollmacht den Begleitenden bei vielen administrativen, organisatorischen und behördlichen Aufgaben. So können Bevollmächtigte zum Beispiel im Namen des Betroffenen Verträge mit Pflegeheimen abschließen oder Leistungen der Krankenkasse beantragen.

Für die begleitenden Personen ist es bei einer dieser Erkrankungen wichtig, selbst Unterstützung, Beratung und auch Therapie in Anspruch zu nehmen.

Was ist Co-Abhängigkeit?

Co-Abhängigkeit ist ein Begriff aus der Suchtmedizin. Die Dynamik entsteht aus dem starken Wunsch, den Betroffenen zu unterstützen. Er wird aber ungewollt dazu beitragen, dass die Problematik, zum Beispiel die Suchterkrankung, verstärkt oder weiter aufrechterhalten wird.

Es kann vorkommen, dass Personen im direkten, engen Umfeld eines Suchterkrankten eine Co-Abhängigkeit entwickeln, insbesondere dann, wenn diese Personen ihr eigenes Leben weitestgehend zurückstellen und sowohl gedanklich als auch tatsächlich nur noch um die Sucht und den Erkrankten kreisen. Co-Abhängige neigen zur Kompensation und Entschuldigung der Handlungen des Erkrankten und tragen so unwillentlich dazu bei, dass die Störung aufrechterhalten bleibt. Sie erleiden psychisches wie physisches Leid und entwickeln manchmal sogar eigene Abhängigkeiten oder psychische Erkrankungen aufgrund ihrer Co-Abhängigkeit. Ein Beispiel ist die Alkohol- und Drogenabhängigkeit: Es kann zu krankheitsbedingten Eskalationen und Fehlverhalten kommen. Defizite und Probleme werden verdeckt, entschuldigt oder bagatellisiert.

Den meisten Menschen gelingt es, einem Betroffenen zu helfen und sich dabei nicht in den Sog der Sucht hineinziehen zu lassen. Bei Co-Abhängigen verschwimmen jedoch die Grenzen, sie können die Abhängigkeit des Erkrankten möglicherweise sogar verschlimmern beziehungsweise adäquate Therapien verhindern. In der Psychologie spricht man deswegen auch eher von „suchtbegünstigendem Verhalten“ als von Co-Abhängigkeiten. Bis heute konnte nicht erwiesen werden, ob eine Co-Abhängigkeit als Form der Persönlichkeitsstörung eingestuft werden kann, da sie nicht immer als pathologisch zu bezeichnen ist.

Die Gefahr der Co-Abhängigkeit

Manche Krisen lassen sich leichter begleiten als andere, weil sie das Beziehungsgefüge weniger verändern. Gerade Suchterkrankungen oder Krankheiten, die die Psyche und den Geist betreffen und zu Persönlichkeitsveränderungen führen, haben jedoch das Potenzial, auch die Begleitenden in ihren Sog zu ziehen. Umgekehrt kann es aber genauso passieren, dass Betroffene ihr Umfeld und damit auch die Menschen, die sie in einer Krise eigentlich begleiten könnten, ausschließen. Beides ist schwer zu ertragen und auszuhalten.

Ein Fallbeispiel

Coras Freund Til hat sich nach einer langen depressiven Phase das Leben genommen. Nach seinem Suizid bricht Coras Welt zusammen: Über Jahre hat sie Til in seiner Krankheit begleitet, doch nun ist das Schlimmste eingetreten.
Sie wird krankgeschrieben, bleibt monatelang zuhause, meidet ihr Umfeld und zieht sich aus dem sozialen Leben zurück. Ohne es zu bemerken, rutscht sie in eine Depression und entwickelt zwanghafte Verhaltensweisen. So ist es ihr nicht mehr

möglich, die Wohnung ohne mehrmaliges Überprüfen des Herdes, des Bügeleisens und anderer technischer Geräte zu verlassen. Zudem ist sie kaum noch in der Lage, die allumfassende Niedergeschlagenheit, die sich ihrer bemächtigt hat, zu bekämpfen. Immer wieder denkt sie, die eigentlich ein sehr lebenslustiger Mensch ist, darüber nach, Til zu folgen. Erst eine Einweisung in die Psychiatrie nach einem Jahr hilft Cora zu verstehen, dass sie das Trauma von Tils Suizid in eine eigene Depression geführt hat, die sie nur noch mit professioneller Unterstützung in den Griff bekommen kann.

Wir haben ein drastisches Beispiel gewählt, nicht um Ihnen Angst zu machen, sondern um Ihnen zu sagen: Nicht jede Krise endet gut. Das bedeutet jedoch nicht, dass man daran gescheitert ist.

Die meisten von uns geben stets ihr Bestes, insbesondere dann, wenn sie persönlich involviert sind oder durch die Beziehung zu einem Betroffenen von der Krise tangiert werden. Aber als Begleitende sind wir keine Übermenschen. Wir sind nicht besser, klüger oder stärker als andere, sondern haben uns eine besondere Aufgabe auferlegt, die wir aus Liebe, aus Freundschaft, aus Verpflichtung oder aus vielen anderen Gründen zu einer guten Lösung bringen wollen. Das ist nicht immer möglich. Manchmal entscheiden sich Betroffene, dass sie die Hilfe eines anderen nicht annehmen wollen. Oder geben selbst auf. Sie kapitulieren vor der unüberwindbar wirkenden Aufgabe, resignieren und ergeben sich ihrem Schicksal.

Begleitenden fällt es oft schwer, diese Entscheidungen zu akzeptieren, genau wie die Erkenntnis, dass ihre Hilfe vielleicht Balsam und ein „Trostpflaster“ ist, aber keinen nen-

nenswerten Unterschied im Ergebnis mehr macht. Das kann eine bittere Pille sein: wenn das eigene Handeln und der eigene Wille keine Auswirkung mehr hat, egal wie sehr wir uns bemühen und anstrengen.

Wir glauben, dass es deshalb wichtig ist, als Begleitende zu verstehen: Der Weg ist das Ziel. Er besteht aus Begleiten und Dasein. Natürlich ist es wünschenswert, dass Erkrankte wieder genesen, Süchtige „clean" werden und die Krise eines Tages ein gutes Ende findet. Manchmal geht es aber gar nicht um dieses gute Ende, sondern um eine Begleitung, auch wenn sie kein Happy End bereithält. Begleitenden raten wir deshalb: Machen Sie sich bewusst, dass sich die Krise in eine Richtung entwickeln kann, die Sie sich und erst recht dem Betroffenen nicht wünschen. Achten Sie daher besonders auf Ihre eigenen Ressourcen und die Abgrenzung von der Krise, damit Sie bei einem „Scheitern" oder einem „Misserfolg" nicht selbst in den Sog der Krise hineingezogen werden.

Krisen haben die Macht, eigene neurotische Anteile in der Persönlichkeitsstruktur hervortreten zu lassen. Destruktive Dynamiken in einer Beziehung schaden nicht nur den Betroffenen, sondern auch den Begleitenden. Es ist uns wichtig, an dieser Stelle deutlich zu werden: Keine Krise, egal wie elementar, schrecklich und zerstörerisch sie ist, soll die Begleitenden selbst betreffen. Deshalb ist es auch nicht nur moralisch richtig, sondern auch unbedingt notwendig, sich von der Krise eines anderen zu distanzieren, wenn man merkt, dass man ein zu großer Teil dieser Krise geworden ist. Das bedeutet nicht, dass man die Betroffenen sich selbst überlassen muss. Es heißt vielmehr, dass man Aufgaben, die man allein nicht mehr bewältigen kann oder die einem schlichtweg über den Kopf wachsen, auslagert oder abgibt. Dass man sich auf das konzentriert, was man leisten kann und leisten möchte und für alles andere alternative Hilfsangebote in Anspruch nimmt. Und auch: dass man sich für sein eigenes Lebensglück entscheidet, wenn die Krise nicht mehr zu ertragen ist. Das klingt herzlos und egoistisch, stellt jedoch einen Akt der Selbstliebe und Anerkennung der eigenen Grenzen und Energien dar. Niemand erwartet von Begleitenden, dass sie zu Märtyrern werden.

Allerdings fällt es vielen Menschen sehr schwer, den Moment zu erkennen, in dem die Krise für sie eigentlich nicht mehr erträglich ist. Folgende Fragen können Ihnen als Begleitendem helfen, Ihre innere und äußere Verbundenheit mit der Krise eines anderen zu identifizieren und damit zu verstehen, wie sehr Sie selbst schon von der Krise betroffen sind.

- Wie viele Stunden am Tag investieren Sie effektiv in die Krisenbegleitung?
- Wie viele Stunden am Tag investieren Sie darüber hinaus gedanklich, emotional und mental in die Krisenbegleitung?
- Erleben Sie aufgrund der Krisenbegleitung oft negative Gefühle wie Wut, Trauer, Niedergeschlagenheit, Verzweiflung etc.?
- Schränkt Sie die Krisenbegleitung in Ihrem Alltag ein?
- Gibt es Dinge, die Sie aufgrund Ihrer Aufgabe nicht mehr erleben/tun können?

- Wünschen Sie sich manchmal, es möge einfach alles ein Ende finden?

- Haben Sie das Gefühl, dass Sie Ihre eigenen Träume und Wünsche noch verwirklichen können?

- Sind Sie zum festen Bestandteil der anderen Krise geworden?

- Hat diese fremde Krise zu einer eigenen Krise geführt?

- Haben Sie sich sozial von Familie und Freunden und Ihren Leidenschaften zurückgezogen?

- Können Sie noch ausreichend und erholsam schlafen beziehungsweise sich regenerieren? Haben Sie Gewicht verloren oder zugenommen? Trinken Sie vermehrt Alkohol oder benutzen Sie andere Mittel, um Anspannung und negative Gefühle loszuwerden? Fühlen Sie sich in Ihrem Körper wohl?

Wir würden Ihnen an dieser Stelle gern einen einfachen Test anbieten, der mathematisch berechnet, wie sehr Sie unter der Krisenbegleitung leiden. Das wäre aber weder seriös noch angemessen, denn jeder empfindet Verantwortung anders. Die einen blühen unter ihr auf, die anderen leiden an ihr. Ihre Persönlichkeit, Ihre Erfahrungen und die individuelle Krise der Betroffenen bilden eine sehr spezifische Mischung, die man nicht in ein Bewertungsschema pressen kann.

Vielmehr hoffen wir, dass Sie die Fragen zum Nachdenken anregen. Beurteilen Sie Ihr Energielevel, Ihre mentale wie körperliche Stärke und Ihre persönliche Lebensgestaltung. Sind Sie in diesen Bereichen noch auf der Haben-Seite? Oder investieren Sie mehr, als Sie haben? Empfinden Sie noch genug Selbstliebe, um auf sich selbst zu achten?

Glaubenssätze: Alles nur in Ihrem Kopf?

Wir haben bereits von Glaubenssätzen gesprochen. Viele Menschen begleiten in einer Krise, weil sie gelernt haben: „Gemeinsam durch dick und dünn." Oder: „Bis dass der Tod uns scheidet." Oder: „Echte Liebe übersteht alles." Diese unbewussten Programme laufen in unserem Kopf ab, ohne dass wir sie wahrnehmen. Wir leben die Wahrheiten dieser Glaubenssätze und stellen sie kaum infrage. Oft genug handelt es sich bei Glaubenssätzen jedoch um Aussagen, die der persönlichen Entwicklung nicht zuträglich sind. Wir sind irritiert, wenn wir von einem Paar hören, das sein mit einer Behinderung auf die Welt gekommenes Baby in eine spezielle Pflegeeinrichtung gibt. Einer Frau, die ihren Mann nach einer niederschmetternden Diagnose verlässt. Oder einenm Freund, der sich distanziert, weil sein Kumpel in einer Lebenskrise feststeckt. Wir glauben jedoch, dass es jedem Menschen möglich sein sollte, Selbstfürsorge zu betreiben, auch wenn das Konsequenzen nach sich zieht, die die meisten nicht verstehen oder gar gutheißen können. Dabei ist Selbstfürsorge nicht mit Egoismus gleichzustellen. Menschen, die häufig zu sich und ihren Bedürfnissen Nein sagen, praktizieren keine Selbstliebe. Sie sind nahezu ausschließlich für andere da und schätzen sich selbst nicht wert. So sind sie vielleicht für eine gewisse Zeit hilfreiche Begleiter, irgendwann jedoch werden ihre Kräfte schwinden, weil sie sich selbst vernachlässigen, ihre Ressourcen und Energiespeicher nicht auffüllen, einfach nicht gut genug zu sich selbst sind. Häufig sind die verborgenen Glaubenssätze mit für diese mangelnde Selbstliebe verantwortlich.

Übung: Glaubenssätze erkennen

Welche tief internalisierten Überzeugungen wirken in Ihnen, ohne dass Sie es merken? Suchen Sie sich ein bestimmtes Thema aus, zum Beispiel Beziehungen/Liebe, Freundschaft, Familie, Arbeit und so weiter, und schreiben Sie alle Aussagen auf, die Ihnen zu diesem Thema in den Sinn kommen.

Beispiel: Beziehungen

- Meine Partnerin oder mein Partner ist wichtiger als ich selbst.
- Wenn eine große Liebe zerbricht, hat man sich nicht genug angestrengt.
- Es liebt immer einer mehr als der andere.
- Ich darf meine Partnerin oder meinen Partner nicht fallenlassen/verlassen.
- Ich kann ohne diese Liebe nicht existieren.

Um die nun identifizierten Glaubenssätze spielerisch zu überwinden, kann es helfen, sogenannte „Erlaubersätze“ ausfindig zu machen. Was kann Ihnen erlauben, sich nicht zusammenzureißen? Vielleicht ist es wichtig und hilfreich, auch einmal schwach oder ängstlich sein zu dürfen.

Was auch immer es sei: Finden Sie Sätze, die Ihnen erlauben, sich nicht zusammenreißen zu müssen. Nehmen Sie diese Sätze wie ein Mantra in die Situationen mit, in denen Sie nach Ihren alten Glaubenssätzen leben, und erlauben Sie sich, sich anders zu verhalten.

Sie können aber auch noch einen Schritt weitergehen und sie in „An dich-Glaubenssätze" umwandeln, wie in dieser Übung:

Übung: Ich bin eine Königin beziehungsweise ein König!
Probieren Sie einmal aus, sich selbst als den wichtigsten Menschen zu betrachten, so, als wären Sie jemand anderer.

- Suchen Sie sich ein für Sie stimmiges Bild aus, zum Beispiel das einer Königin oder eines Königs mit aufrechter Haltung. Es kann aber auch ein anderer Mensch oder eine Figur sein, die für Sie etwas verkörpert, das Sie selbst gerne wären.

- Wenn Sie ein passendes Bild gefunden haben, überlegen Sie so oft es geht, was Sie dem Menschen jetzt gerne Gutes tun würden und tun Sie es für sich. Umsorgen Sie sich mit Wertschätzung und Anerkennung – so, wie Sie einen Ihnen nahen und wertvollen Menschen umsorgen würden.

- Fragen Sie sich, welches Essen Ihnen guttut, wann und wie viel Pausen Sie brauchen und wie viel Schlaf. Seien Sie milde mit sich und zuvorkommend. Ebenso, wie wir es vielleicht mit Königinnen und Königen machen würden. Und genießen Sie jede gute Tat, die Sie sich selbst tun.

Denn Sie sind es wert, das beste, angenehmste, schönste und glücklichste Leben zu führen – einfach nur, weil Sie so sind, wie Sie sind!

Sie sind es wert, glücklich zu sein!

Begleitende dürfen glücklich sein, auch wenn es Betroffenen schlecht geht. Viele Menschen können das nicht, sie werden vom Leid des anderen geradezu absorbiert.

Über die Notwendigkeit, milde und wertschätzend zu sich selbst zu sein, wird zurzeit viel geredet, geschrieben und diskutiert. Es ist kein neuer Gedanke und wir alle haben uns sicher schon oft danach gesehnt oder es uns vorgenommen, uns ganz um uns zu kümmern. Und doch übergehen wir diesen Gedanken ganz schnell, sobald wir damit beschäftigt sind, unsere Pflichten in der Familie oder bei der Arbeit zu erfüllen. Dann funktionieren wir, dann sind wir nur noch aufs Tun und Machen und den Erfolg fokussiert und wissen oft schon in diesem Moment, dass es uns eigentlich zu viel ist und wir unsere eigene Grenze überschreiten.

Dass uns das nicht guttut, merken wir daran, dass wir gereizt und dünnhäutig werden, jede Kleinigkeit, über die wir sonst nur lachen würden, plötzlich zum Drama wird oder wir ständig streiten müssen. Auch merken wir es, wenn unser Körper mit Symptomen wie Kopfschmerzen, Schlafproblemen oder Magenkrämpfen reagiert. Nehmen wir diese Signale nicht ernst und passen nicht genug auf uns auf, sind wir bald psychisch und physisch überlastet. Das nimmt uns Kraft zum Arbeiten und wir fühlen uns schlecht. Im schlimmsten Fall werden wir ernsthaft krank.

In unseren Augen ist es sehr wichtig, sich selbst stets als wichtigsten, wertvollsten Menschen überhaupt zu betrachten. Als eigenständige, getrennte Person. Das hat nichts mit Egoismus zu tun, sondern mit einem Ausdruck der Wertschätzung sich selbst gegenüber. Im Gegenteil: Wem es gelungen ist, für sich selbst gut zu sorgen, der kann andere in ihrer Krise besser begleiten.

Es kann zuweilen jedoch schwer sein, einen Teil der Verantwortung abzugeben und vor allen Dingen Sorge für sich selbst zu tragen. Falls Sie davon betroffen sein sollten und feststellen, dass Sie Schwierigkeiten damit haben, loszulassen, Verantwortung in andere Hände zu übergeben und sich von der Krise eines anderen zu distanzieren, ohne zum Betroffenen selbst auf Distanz zu gehen, dürfen Sie genau hinschauen. Denn häufig liegen hier Ihre schwierigen Themen verborgen. Weil Sie beispielsweise anderen gegenüber loyaler und pflichtbewusster sind als sich selbst gegenüber. Weil Sie der (unbewussten) Überzeugung sind, dass Liebe Leistung bedeutet. Weil Sie nie gelernt haben, sich vom Leid anderer abzugrenzen, sondern es aufsaugen wie ein trockener Schwamm. Weil Sie nie gelernt haben, in der Eigenliebe zu sein und zu bleiben oder es nicht durften. Weil Sie nie erfahren haben, dass Sie ein Recht haben, Ihr Glück, Ihre Lebensfreude, Ihren inneren Reichtum zu leben, spontan aus sich heraus, dass Sie alles in sich tragen, ohne Leistung zu erbringen und ohne Erwartungen zu erfüllen.

Wenn es wirklich darauf ankommt, sind wir auf uns selbst gestellt. Da ist keiner, der für uns sorgen kann. Auch wenn wir im besten Fall Menschen um uns herum haben, die für uns da sind, gilt das nicht bedingungslos. In existenziellen Momenten oder bei ernsten Problemen kann auch der beste Freund oder engste Angehörige nur wenig für uns tun. Denn letztlich wissen nur wir selbst, was uns guttut, was wir brauchen und wie es weitergeht. Wir leben ja schließlich mit uns und unseren Gefühlen und Gedanken seit wir geboren wurden und sind Spezialisten für uns selbst geworden. Aber wenn wir uns dessen bewusst sind, warum stellen wir uns dann nicht von Anfang an in den Mittelpunkt unserer Achtsamkeit und sorgen immer gut für uns?

Eine Frage des Respekts

Behandeln Sie sich – genau wie Betroffene und die Krise selbst – stets mit Respekt. Seien Sie liebevoll zu sich, dann können Sie es auch zu anderen sein. Es ist eine alte Weisheit, dass Liebe immer bei einem selbst anfängt, trotzdem gibt es nur wenige Menschen, die Selbstliebe tatsächlich praktizieren und sich Pausen zum Durchatmen, Ablenkung von der Krise und Zeit für sich gönnen.

Ein Fallbeispiel
Simons Freundin Katrin steckt in einer Krise, nachdem sie ihren Job verloren hat. Sie weiß nicht, wie es weitergehen soll, und verbringt nach der Kündigung Monate zuhause auf der Couch. Anfangs ist Simon noch verständnisvoll, versucht, sie zu motivieren, schickt ihr Anzeigen zu interessanten Stellen und übernimmt viel im Haushalt, weil Katrin die Kraft dafür

fehlt. Doch Katrin wird immer träger und schafft es bald nicht einmal mehr, sich morgens nach dem Aufstehen unter die Dusche zu stellen.
Nach einem halben Jahr reißt ihm der Geduldsfaden: „Krieg endlich deinen Hintern hoch und bewirb dich irgendwo!", schnauzt er Katrin während eines Streits an. Getroffen von seiner Aussage, zieht sich Katrin noch mehr zurück und verliert jeden Antrieb.
Simon sucht Hilfe bei einem Therapeuten. Der sagt: „Empathie und Verständnis sind wichtig. Nun sind Sie aber an einem Punkt angekommen, an dem es für Sie nicht länger erträglich ist. Machen Sie das Ihrer Freundin klar, ohne sie anzugreifen oder sie unter Druck zu setzen."
Simon spricht nach der therapeutischen Intervention mit Katrin und erklärt ihr ruhig: „Ich kann fühlen, dass die Situation für dich nicht leicht ist. Mittlerweile fühle ich mich aber nicht mehr wohl, weder in unserer Beziehung noch in unserer Wohnung. Ich wünsche mir, dass sich etwas ändert. Was kann sich deiner Meinung nach ändern? Möchtest du mir etwas vorschlagen, das wir ab heute anders machen?"

Gerade bei einer längeren Krisenbegleitung wird es manchmal schwer, nicht genervt, wütend oder voller Vorwürfe zu sprechen. In der Gewaltfreien Kommunikation gibt es, wie bereits im Kapitel „Der Prozess der Veränderung" beschrieben, viele Ansätze, die helfen können, die eigenen Bedürfnisse zu formulieren, ohne den anderen zu verletzen. Mithilfe der Gewaltfreien Kommunikation gelingt es, selbst die unangenehmsten Themen, die eine Menge negative Emotionen hervorrufen können, dem anderen zugewandt und lösungsorientiert zu formulieren.

Wir haben es im Kapitel „Balance zwischen Selbstfürsorge und Überfürsorge“, als wir die Überfürsorge thematisiert haben, bereits erwähnt: Die Begleitung in einer Krise bedeutet nicht, den Betroffenen jede Verantwortung abzunehmen und sie wie Kinder zu behandeln. Erfüllbare Aufgaben und realistische Ziele können helfen, dass die Betroffenen sich ernstgenommen und gesehen fühlen. Wichtig ist jedoch, die Aufgaben nicht einfach zu delegieren, sondern gezielt zu fragen: *Was kannst und möchtest du tun? Was tust du gern? Was gibt dir ein gutes Gefühl?*

Rituale und Routinen geben Halt

Auch Tagespläne und eine feste Alltagsstruktur können helfen, die Krise zu bewältigen. Es geht dabei keineswegs um Kontrolle, sondern um eine Hilfestellung, die dabei unterstützt, dem Gefühl des Kontrollverlusts Einhalt zu gebieten. Denn auch wenn die gesamte Welt gerade ins Wanken gerät: Der Alltag geht weiter. Spülmaschinen müssen ein- und ausgeräumt, Wäsche gewaschen, der Hund spazieren geführt werden. Welche Aufgaben können Betroffene übernehmen und wann möchten sie diese erledigen? Es klingt vielleicht profan, aber Aufgabenlisten und verschriftlichte Tagespläne können ein echter Anker sein, um die Kontrolle über das eigene Leben nicht zu verlieren.

Gerade in einer schweren Krise, in der die Tagesform instabil ist, lohnt es sich, die Planung am Abend vorher oder am Morgen des Tages gemeinsam zu machen. Betroffene können kommunizieren, wie gut oder fit sie sich fühlen, was sie übernehmen können und worauf sie Lust haben. Diese ritualisierte Kommunikation ist ein essenzieller Bestandteil der gegenseitigen Wertschätzung.

Ein Fallbeispiel

Nach dem Tod seiner Frau ist Ernst in ein tiefes Loch gefallen und trinkt seitdem mehr, als ihm guttut. Seine Schwester Anne beobachtet, wie er immer tiefer in die Alkoholabhängigkeit sinkt, und spricht das Thema an. Ernst zeigt aktuell noch keine Motivation, das Trinken aufzugeben, erkennt jedoch, dass es so nicht weitergehen kann. Er vereinbart mit seiner Schwester, dass sie jeden Morgen um neun Uhr miteinander telefonieren, um die Mittagszeit kommt er zum Essen bei ihr vorbei. Danach hilft er ihr ein wenig im Garten und geht ihr im Haushalt zur Hand. Im Laufe der Zeit werden die Abende, an denen sich Ernst stark betrinkt, immer seltener. Er spürt die nicht bevormundende Sorge seiner Schwester und erkennt mit der Zeit, dass es einen Weg aus seinem Dilemma gibt.

Sie sind wichtig!

Uns ist bewusst, wie viel Verantwortung auf den Schultern der Krisenbegleitenden lastet. Aus diesem Grund ist es uns besonders wichtig, Ihnen etwas mit auf den Weg zu geben: Es gibt nur einen einzigen Menschen auf der Welt, dem gegenüber Sie tatsächlich zu etwas verpflichtet sind, und das sind Sie selbst. Nichts und niemand hat das Recht dazu, über Ihr Leben zu bestimmen. Aus diesem Grund ist Ihre Bereitschaft, einen Menschen durch eine Krise zu begleiten, immer von Freiwilligkeit geprägt, auch wenn sich das zwischenzeitlich vielleicht nicht so anfühlt. Wir möchten Sie dazu ermuntern, auf sich selbst genauso viel Rücksicht zu nehmen wie auf die Person, die Sie begleiten. Wenn es Ihnen gelingt, respektvoll, authentisch und liebevoll zu sein, werden nicht nur Sie selbst mehr Kraft und Energie verspüren – sondern auch der Mensch, für den Sie all diese wunderbaren Dinge tun.

Schlusswort

In der buddhistischen Lehre wird oft ein sehr einprägsames Bild verwendet: Die Wurzeln des Lotus gedeihen nur im Schlamm, aus dem sie die wichtigsten Nährstoffe für das Wachstum der Pflanze ziehen. Ohne Schlamm gäbe es also keinen Lotus. Er ist die Grundlage, auf der diese beeindruckende, wunderschöne Pflanze wachsen kann.

Für unser Buch heißt das: Aus den schlimmsten Phasen unseres Lebens kann Wunderbares entstehen. Und auch Krisen tragen das Potenzial in sich, nicht nur Schreckliches und Schmerzhaftes, sondern auch Schönes und Tröstendes hervorzubringen.

Wir haben selbst erlebt, dass wir als Begleiterinnen einer Krise in eine vollkommen neue Beziehung zum Betroffenen eintauchen. Tiefgreifende Gespräche, Momente, die in Erinnerung bleiben, Zuneigung, Vertrauen und Wärme. Krisen stellen uns auf die Probe, verlangen uns alles ab und geben uns doch so viel zurück, wenn wir bereit sind, ihnen mit offenen Armen und geöffnetem Herzen zu begegnen. Es sind Phasen im Leben, die einen unmissverständlichen Schlusspunkt setzen. So wie es war, wird es nicht mehr sein. Diese Erkenntnis ist oft erschreckend und niederschmetternd. Aber das Leben stellt eine fortwährende Veränderung dar. Und so kann eine Krise nicht nur der Beginn einer Katastrophe, sondern auch der Anfang von etwas Neuem sein. Wenn wir – ob als Betroffene oder Begleitende – bereit sind, die Krise Schritt für Schritt als Möglichkeit zu verstehen, an uns, unserer Aufgabe und unseren Beziehungen zu wachsen, können wir sie nicht nur leichter bewältigen, wir gehen sogar irgendwann stärker aus ihr hervor.

Wir hoffen, dass Ihnen dieses Buch ein hoffnungsvoller Ratgeber in einer schwierigen Zeit ist und Sie dazu ermuntert, neben den vielen Herausforderungen, die gerade auf Sie warten, den Blick auf sich selbst nicht zu verlieren.

Schließen möchten wir mit einem schönen Zitat des Schriftstellers Oscar Wilde, der Zeit seines turbulenten Lebens viele Krisen meistern durfte:

> *Am Ende wird alles gut. Und wenn es nicht gut ist, ist es noch nicht das Ende.*

Über die Autorinnen

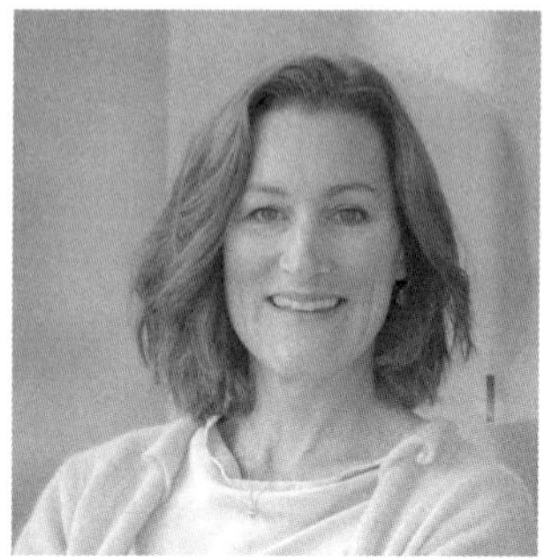

© Peter von Felbert

Maja Günther
In ihrer Praxis für Beratung und Coaching arbeitet die Diplom-Soziologin und Gesprächstherapeutin (HPG) seit über 15 Jahren mit Paaren und Einzelpersonen. Als Sytemische Business Coachin ist sie in der Psychosozialberatung für namhafte Unternehmen und Institutionen tätig. Daneben hat Maja Günther Lebenshilfe- und Coaching-Ratgeber geschrieben, ist Co-Autorin des Lebensfreude-Kalenders, veröffentlicht regelmäßig Beiträge auf palverlag.de und produziert den Podcast „Wecke deine Lebensfreude".
Mehr Infos unter: www.maja-guenther.de

Ich gebe Menschen Impulse, Tipps und Übungen an die Hand, mit denen sie ihre Lebenssituation aus einer neuen Perspektive betrachten und so Lösungswege finden können.

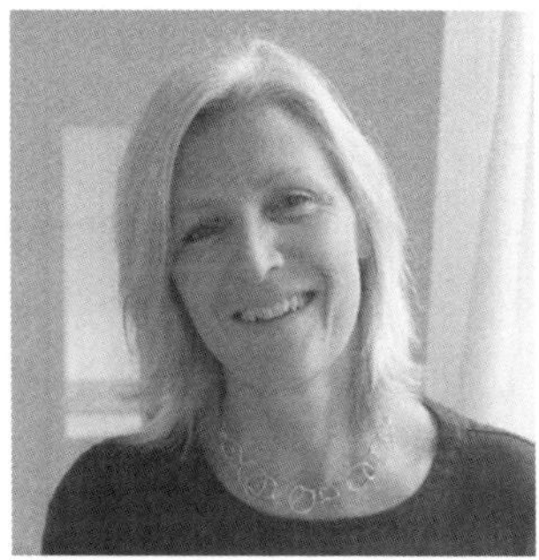

© privat

Andrea Sterr

Seit über 20 Jahren arbeitet Dr. med. Andrea Sterr als Fachärztin für Psychiatrie und Psychotherapie in der Privatambulanz der Uni-Klinik in München sowie in eigener Praxis. Bis heute wirkt sie zudem an diversen renommierten Forschungsprojekten mit, unter anderem am internationalen Stanley-Projekt zu bipolaren Störungen. Sie hat an zahlreichen wissenschaftlichen Veröffentlichungen mitgearbeitet und diverse Fachbeiträge geschrieben.
Mehr Infos unter: www.andrea-sterr.de

Ich möchte Menschen unterstützen, ihre positiven Energien und Ressourcen zu entdecken und zu nutzen, die jeder in sich trägt, die aber aus verschiedensten Gründen nicht immer zugänglich sind.

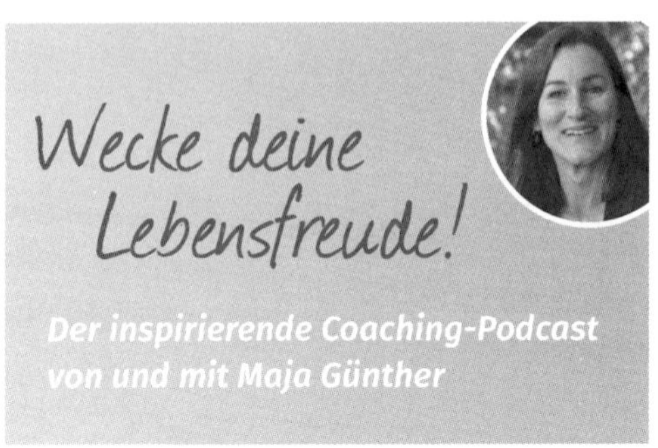

Wecke deine Lebensfreude

Der Podcast von Maja Günther.
Jeden zweiten Sonntag erscheinen neue Folgen, parallel zum PAL Newsletter "Vitamine für die Seele".
Mehr Infos unter:https://wecke-deine-lebensfreude.podigee.io/

Vitamine für die Seele

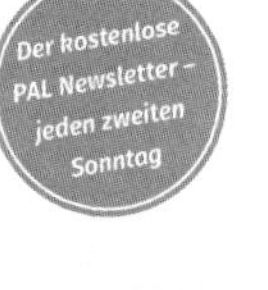

Lust auf mehr Denkanstöße und Coaching-Tipps, Podcasts, Videos und Übungen?

Werden Sie eine oder einer von 40.000 Abonnent*innen des PAL Newsletters.

Vitamine für die Seele

Der PAL Newsletter – kostenlos, zweiwöchig, immer sonntags!
Mehr infos unter: https://www.palverlag.de/newsletter

Kostenlose Hilfen im Internet

Eigene Wege für ein gutes Leben finden. Unsere Expertenrat-Webseiten unterstützen Sie in schwierigen Lebenssituationen ebenso wie im Alltag mit hilfreichen Beiträgen und Tipps, Übungen und Denkanstößen, Videos und Podcasts sowie Selbsttests.

www.palverlag.de
Hilfe zur Selbsthilfe bei Problemen und Krisen, von Burn-out und Depression über Ängste und Süchte bis hin zu Konflikten mit dem Umfeld. Dazu inspirierende Denkanstöße die stärken, aufbauen und motivieren.

www.angst-panik-hilfe.de
Informationen, Videovorträge, Tests und PDF-Ratgeber zu den meisten Angststörungen für Betroffene und Angehörige.

www.psychotipps.com
Selbsthilfe-Strategien, Trainings und Programme, um sich persönlich weiterzuentwickeln.

www.partnerschaft-beziehung.de
Tipps für eine erfüllte Partnerschaft und Hilfe bei Beziehungsproblemen.